MÉTHODE VÉGÉTALE.

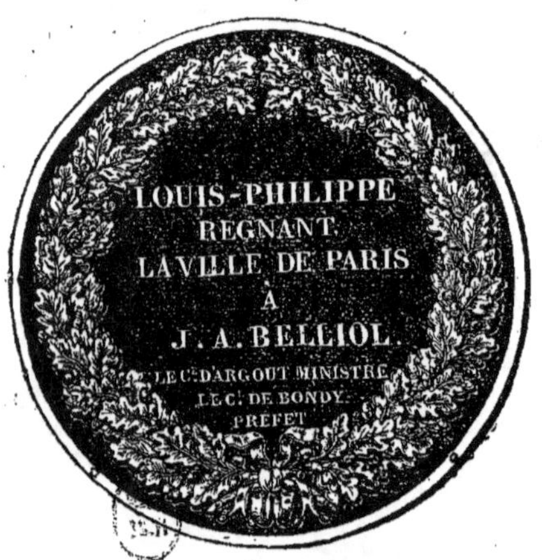

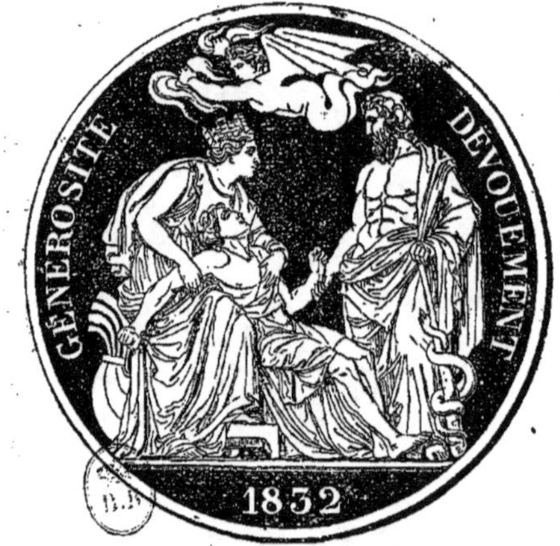

Puisque les Docteurs de la Faculté de médecine de Paris, qui ont fait un rapport si consciencieux et si favorable sur ma méthode, ont bien voulu rappeler que la ville de Paris m'avait décerné une médaille à l'occasion du choléra, mes lecteurs me sauront gré d'en placer le modèle sous leurs yeux. Cette récompense, à laquelle j'ajoute le plus grand prix, est une distinction honorable qui, en signalant mon dévoûment à la cause de l'humanité, m'impose de nouveaux devoirs à remplir envers mes concitoyens, dont l'estime et la considération sont un bien si précieux pour moi.   BELLIOL.

TRAITEMENT

DES

MALADIES SECRÈTES

A L'AIDE D'UNE NOUVELLE MÉTHODE

Végétale dépurative et rafraîchissante;

SUIVI DE QUELQUES CONSIDÉRATIONS SUR LES DARTRES,

Par le Docteur BELLIOL.

RAPPORT

D'UNE COMMISSION DE QUATRE DOCTEURS DE LA FACULTÉ DE MÉDECINE DE PARIS, APPROUVANT CETTE NOUVELLE MÉTHODE ET CONSTATANT SA SUPÉRIORITÉ SUR TOUTES CELLES CONNUES JUSQU'A CE JOUR.

DOUZIÈME ÉDITION.

Prix : 1 fr.

A PARIS,

CHEZ LE DOCTEUR BELLIOL, RUE DES BONS-ENFANS, 32,

Près le Palais-Royal.

CONSULTATIONS de 7 à 10 heures du matin, et de midi à 2 heures.

1835.

IMPRIMERIE DE J.-S. CORDIER
24. Rue du Ponceau.

PRÉFACE.

Livré depuis un grand nombre d'années au traitement des maladies vénériennes, j'ai été à même de signaler non seulement les dangers, mais encore l'inefficacité des préparations mercurielles dont on se sert généralement pour les combattre, et, tout en appréciant les précieux avantages des substances végétales dans ces maladies, j'ai constaté qu'elles perdaient beaucoup de leur vertu par la manière défectueuse dont elles sont généralement employées ; aussi profitant des ressources que m'offrait la chimie végétale, et encouragé par les heureuses expériences faites à l'hôpital des vénériens à Paris, ainsi qu'à l'hôpital de Saint-Thomas à Londres, j'ai tenté de les administrer sous la forme de poudre ; je leur ai fait subir des préparations qui, en les dépouillant de tout ce qu'elles ont d'inerte pour ne leur conserver que leur propriété active, rendent leur principe soluble dans l'eau, et par conséquent susceptible d'être employé sans le moindre dégoût.

J'ai donné à cette poudre éminemment dépurative, des qualités adoucissantes par l'addition de substances gommeuses, propres à
calmer l'irritation qui accompagne presque
toujours les affections vénériennes et les maladies acrimonieuses du sang, de la lymphe
et de nos humeurs.

Ce n'est qu'après de nombreuses expériences
insérées dans les journaux de médecine, com-
muniquées à des professeurs de l'école de
Paris, à des membres de l'Académie royale de
médecine, ainsi qu'aux Académies de Vienne
et de Turin, que je me suis décidé, il y a déjà
nombre d'années, à publier cet écrit qui a
obtenu l'approbation des praticiens éclairés,
qui sont à même de constater journellement,
les avantages de ma méthode végétale.

Les encouragemens que le public a daigné
faire aux éditions précédentes de cet ouvrage,
me sont une preuve que cette douzième
édition, revue, corrigée et appuyée d'un rapport médical, sera accueillie avec cet intérêt,
qui semble plus particulièrement s'attacher
aux écrits qui propagent de nouvelles décou-
vertes médicales.

RAPPORT

D'une Commission de quatre Docteurs de la Faculté de Médecine de Paris, sur la nouvelle Méthode végétale, dépurative et rafraîchissante du docteur BELLIOL.

***

Appelés à prendre des renseignemens sur la méthode végétale que le docteur Belliol emploie dans le traitement des dartres, des écrouelles, des maladies vénériennes et des diverses affections chroniques humorales qui attaquent nos organes, nous avons suivi, pendant deux années consécutives, un très grand nombre d'expériences qui nous ont permis d'établir notre jugement sur un procédé médical qui mérite de fixer vivement l'attention des médecins. Des faits dont nous avons été les témoins, il nous est permis de tirer les conclusions suivantes, et qui sont dignes du plus haut intérêt :

1° Qu'on ne peut mettre en doute l'efficacité

de ce traitement dépuratif, attendu qu'un très grand nombre de malades, affectés de vives démangeaisons et de dartres fort graves, puisqu'elles envahissaient toute l'étendue de la peau, ont été radicalement guéris. Nous avons vu des malades, dans l'état le plus déplorable par suite de dartres rongeantes, anciennes et héréditaires, guérir dans un temps fort court, lors même qu'elles occupaient des parties délicates, tel que le visage, qu'elles étaient profondes et qu'elles dégageaient avec une odeur insupportable une matière purulente très corrosive. Des écoulemens dartreux des oreilles, du nez, des paupières, ont cédé très promptement à l'emploi de la *poudre végétale* : c'est sous cette forme que le dépuratif du docteur Belliol est administré.

2° En quelques mois et par ce moyen, des malades, affectés d'écrouelles, ont été entièrement guéris; cependant ils portaient les affections les plus graves; les uns avaient toutes les glandes du cou engorgées, bleuâtres et en suppuration; d'autres avaient les paupières, les narines, les lèvres gonflées, gorgées d'humeur. Chez d'autres, le vice écrouelleux avait attaqué les os, les articulations; l'épine dorsale était fortement recourbée, tordue; les jambes incapables de supporter le poids du corps par la détérioration du système osseux, avaient affecté les directions les plus vicieuses. Des dégradations épouvantables, d'horribles mutilations, dues au vice écrouelleux, se sont complètement effacées sous l'influence de ce puissant dépuratif.

3° Des maladies vénériennes anciennes et rebelles à tous les traitemens se manifestant, soit par un suintement habituel, soit par des bubons, ou par des boutons ou des ulcérations paraissant et disparaissant à certains intervalles, ont été radicalement guéries par ce dépuratif. Des plaies profondes, des dégénérations cancéreuses, des excroissances d'une grande étendue se sont effacées sous l'influence de ce moyen, lorsqu'elles avaient résisté à tous les médicamens employés en pareil cas, et qu'elles avaient été exagérées par des préparations mercurielles.

4° Nous avons suivi, avec un intérêt tout particulier, l'emploi de cette poudre dépurative dans le traitement de diverses affections chroniques de nature humorale. Des maladies des yeux, des oreilles, se sont promptement améliorées par ce moyen. Nous avons vu des malades, crachant le pus, et arrivés au dernier degré de la pulmonie, recouvrer en moins de six mois une santé florissante. Des hydropiques, réputés incurables, ayant subi plusieurs fois la ponction, très amaigris par de longues douleurs, portant un teint jaune et safrané, ont été soulagés en quelques jours et guéris en peu de mois. Des constipations opiniâtres, des irritations d'entrailles, des maladies laiteuses, des pâles couleurs, des hémorroïdes, des affections cancéreuses du sein, de la matrice, se sont dissipées d'une manière miraculeuse sous l'influence de ce dépuratif. La facilité avec laquelle il résout divers principes acrimonieux qui irritent le système nerveux, nous explique son efficacité dans le traitement des maladies vaporeuses, mélancoliques, hypocondriaques et hystériques. En un mot, cette méthode s'est montrée d'une énergique efficacité, toutes les fois qu'il a fallu combattre un vice humoral, soit dartreux, écrouellenx, galeux, vénérien, scorbutique, bilieux, rhumatismal ou glaireux.

5° C'est sous forme de poudre, comme nous l'avons déjà dit, que le nouveau dépuratif est administré. Soumis à l'analyse chimique, nous avons constaté que cette poudre était végétale, et qu'elle ne contenait pas un *atôme de mercure*.

Elle est composée de l'extrait le plus pur des végétaux dépuratifs. Elle contient des substances gommeuses rafraîchissantes, qui produisent les plus heureux effets dans toutes ces maladies humorales, qui sont toujours accompagnées d'une certaine irritation. Il entre dans sa composition des substances qui poussent à la peau et aux urines, deux voies par lesquelles notre économie tend à se débarrasser des principes acrimonieux qui la tourmentent.

6° Nous avons constaté qu'elle convient aux personnes les plus débiles ; les enfans fort glaireux de leur nature et les vieillards chez lesquels les fonctions de la peau et de la vessie ne s'opèrent qu'imparfaitement, en retirent d'heureux effets. Comme ce médicament est préparé d'après les principes de la doctrine physiologique, il doit se montrer précieux toutes les fois qu'il y a un principe acrimonieux à détruire, et inflammation à combattre.

7° Le docteur Belliol, étranger à tout esprit de système, n'a pas prétendu que la poudre végétale, qui fait la base de son traitement, pût seule suffire pour obtenir la cure des affections multipliées qui assiégent notre économie, il a senti qu'il fallait des moyens accessoires, soit pour abréger la durée d'une maladie, soit pour aider à sa guérison; aussi, use-t-il, lorsque les circonstances l'exigent, d'un purgatif qui est d'un emploi facile, et d'une pommade destinée aux personnes affectées de dartres, d'écrouelles ou de douleurs. Il a senti comme nous, que, pour qu'une méthode soit toujours efficace, elle ne doit pas reposer sur un moyen exclusif, et qu'il est nécessaire qu'elle puisse se modifier de manière à s'adapter à l'âge, au tempérament et aux habitudes de chaque individu.

8° Les bornes de ce rapport ne nous permettent pas de transcrire ici une multitude d'observations qui offrent un très grand intérêt, nous avons dû, en quelque sorte, ne nous élever qu'à des données générales, et constater aussi succinctement que possible les succès de la méthode végétale, dépurative, et ses heureux effets sur l'économie malade. D'ailleurs, le baron Alibert, médecin en chef de l'hôpital St.-Louis, n'a-t-il pas déjà, depuis plusieurs années, signalé dans son bel ouvrage de *Matière médicale*, les brillans succès obtenus par le docteur Belliol, dans le traitement de toutes ces diverses maladies de la lymphe.

Enfin, nous le disons hautement, le docteur Belliol a fait faire un pas immense à l'art de guérir, en portant le traitement des dartres, des écrouelles, de la syphilis et des maladies chroniques au plus haut degré de perfection. Nous avons l'honneur de proposer à l'Académie royale de médecine et à l'Institut de France, de donner son approbation aux recherches de ce médecin distingué, dont les travaux se montrent si profitables à l'humanité souffrante, et qui vient d'acquérir de nouveaux titres à l'estime publique, car il est un des médecins auxquels la ville de Paris, reconnaissante, vient de décerner une médaille d'honneur, pour le dévoûment qu'il a manifesté pendant l'épidémie qui a désolé notre cité.

Paris, le 2 mars 1833.

Avons signé le présent rapport,

MORIN, de la Faculté de médecine de Paris, membre de la Société médicale d'émulation et de celle de Louvain, *Rapporteur.*

VIGREUX, de la Faculté de médecine de Paris, médecin-accoucheur.

PERBOST DE St.-GODENS, de la Faculté de médecine de Paris, membre de plusieurs Sociétés nationales et étrangères.

ROBERT, de la Faculté de médecine de Paris, membre de la Société de médecine-partique, médecin-honoraire de la cour de S. M. le roi de Suède.

QUESTIONS

AUXQUELLES ON DOIT RÉPONDRE POUR OBTENIR UNE CONSULTATION.

1º. Indiquer les symptômes de la maladie ;

2º. Le lieu qu'elle occupe, son étendue et quelles sensations, plus ou moins douloureuses, elle fait éprouver ;

3º. Indiquer les causes qui ont pu la produire ;

4º. Indiquer la date de la maladie et les circonstances qui ont présidé à son développement ;

5º. Indiquer son âge, le sexe auquel on appartient, signaler son tempérament, dire s'il est bilieux, lymphatique, nerveux ou mélancolique ;

6º. Indiquer sa force, sa taille et la couleur de ses cheveux ;

7º. Le malade indiquera quels sont chez lui les organes les plus faibles et les plus irritables ;

9º. Dire si on n'aurait pas lieu de supposer que des maladies antérieures qui ont disparu ou qui paraissaient guéries, ne seraient pas la cause de celle pour laquelle on demande une consultation ;

10º. Quels médicamens ont été employés et quel a été leur effet.

NOTE

DU PHARMACIEN PRÉPARATEUR A PARIS.

Les médicamens que je prépare d'après les recettes du docteur BELLIOL, et qui sont délivrés sur son ordonnance, seront vendus, par les pharmaciens correspondans, aux prix suivans:

La boîte de poudre végétale, durant 5 jours environ. 5 fr.
La boîte de pilules purgatives, 6o pilules.......... 5 fr.
Le pot de pommade............................. 5 fr.

Pour donner aux malades toute espèce de garantie sur les trois préparations, et pour prouver qu'elles ont toujours été faites sous les yeux du docteur Belliol, et d'après ses ordonnances, nous avons voulu que chacune d'elles portât sa signature et son cachet. Nous en donnons le modèle ci-après.

Signature de l'étiquette,

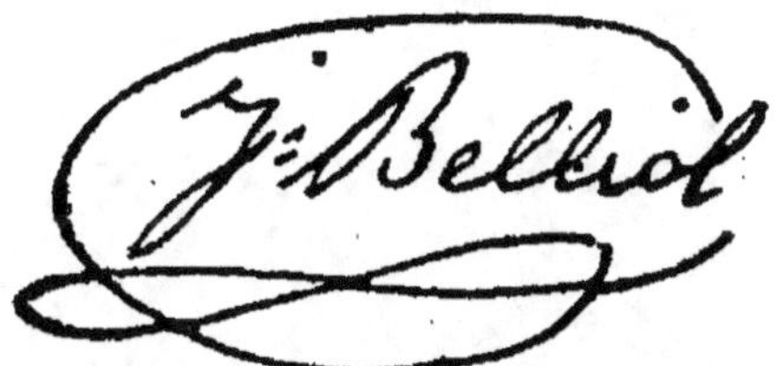

Cachet apposé sur chaque médicament,

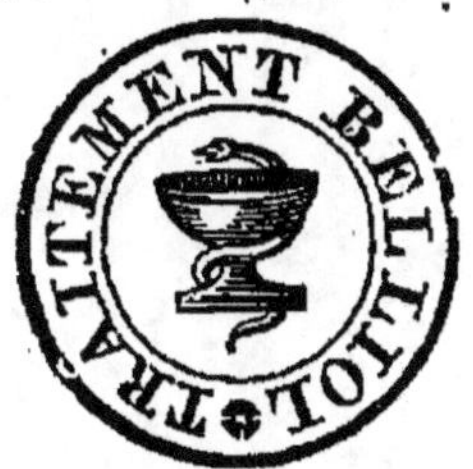

Comme le docteur Belliol, pour assurer le succès de son traitement, conseille quelquefois des moyens accessoires, tels que sangsues, lotions, injections, collyres, etc., nous prévenons le public que tous ces médicamens sont de bonne qualité et ne se paient, chez le pharmacien dépositaire, qu'au prix établi dans toutes les pharmacies.

Le docteur Belliol donne ses consultations de 7 à 10 heures, et de midi à 2 heures, rue des Bons-Enfans, n° 32, près le Palais-Royal. Il traite par correspondance et ne répond qu'aux lettres affranchies.

INTRODUCTION

AUX

Maladies Vénériennes.

I. Le mal vénérien attaque la génération dans ses sources les plus secrètes, porte atteinte à ses fruits, de sorte que les femmes qui conçoivent après un commerce impur, ont rarement des couches heureuses : elles font des fausses couches ; les enfans qu'elles mettent au monde, quand ils échappent (ce qui est très rare) à l'infection vénérienne, sont maigres, et apportent en naissant des dispositions à plusieurs maladies, surtout aux affections dartreuses, écrouelleuses et rachitiques. La plupart meurent en bas âge ; et lorsqu'ils vivent, ils ont, à leur tour, des enfans qui sont souvent atteints de maux analogues à ceux qui ont affligé leurs premières années. Les filles, nées de parens qui ont été atteints de la syphilis, ont beaucoup de peine à se régler, et leur taille tourne facilement. Enfin, le mal vénérien porte une funeste influence sur l'enfant qu'il arrête dans son développement, sur l'homme, jeune encore, auquel il prépare une vieillesse prématurée, sur le vieillard dont il hâte la décrépitude et la mort la plus déplorable.

II. La plus petite portion du virus vénérien

suffit pour produire dans tout le corps les plus grands désordres; elle paraît s'étendre par une espèce de fermention. Lorsque ce virus a été appliqué au corps humain, il lui faut, comme aux autres matières contagieuses, un certain intervalle de temps pour produire cette espèce d'incubation qui détermine la maladie. On ne sait pas bien au juste combien de temps le principe vénérien, après être entré dans la masse du sang, peut rester caché ou inactif dans le corps. Le plus ordinairement trois, cinq, dix ou quinze jours suffisent pour qu'il produise des ulcères, des bubons ou des écoulemens. Dans quelques circonstances beaucoup plus rares, ses effets se montrent douze ou vingt-quatre heures après un contact impur ; et, par opposition, il est resté plusieurs semaines ou même plusieurs mois sans causer aucun symptôme apparent. J'ai eu occasion de voir un cas dans lequel, le virus vénérien après avoir été comme assoupi pendant six mois, se manifesta par des symptômes non équivoques ; il semble même, que chez certains individus, il a besoin de quelque autre cause pour exciter ou développer son énergie. C'est ainsi que, dernièrement, j'ai vu un monsieur, affecté de la *grippe*, dont la peau s'est entièrement recouverte de boutons vénériens de couleur verdâtre. Il a été heureux pour lui que la fièvre ait poussé au-dehors ce principe dont il se croyait débarrassé, et qui eût pu produire en lui les plus funestes résultats.

III. Il est des personnes chez lesquelles le principe vénérien, une fois introduit dans le sang, ne peut se faire jour au-dehors et donner lieu au développement des symptômes qui caractérisent ce mal. Cette circonstance est affligeante, parce que le malade, se livrant à une parfaite sécurité, et ignorant qu'il recelle en son sein ce ferment corrupteur, néglige les ressources de l'art, et se prépare ainsi des maux à venir qui minent sourdement son organisation et menacent sa vie. Aussi est-il du plus grand intérêt de pouvoir s'assurer s'il y a eu contagion. Les symptômes suivans qui se développent peu de jours et souvent peu d'instans après un rapprochement avec une personne douteuse peuvent nous éclairer. On éprouve une courbature générale, des envies de dormir, les digestions se dérangent, un crachottement continuel se joint à des envies fréquentes d'uriner. D'autres fois, la fièvre se développe, les yeux se cavent, se cernent, on mouche davantage, les selles se dérangent, on éprouve des douleurs çà et là dans différentes parties du corps, le cœur bat avec plus de force, la fièvre survient, la paume des mains est chaude, on est triste, morose, on perd le goût du travail, de l'étude; enfin, on sent que l'on n'est pas ce que l'on était; on pense, on vit, on existe différemment. Il n'est pas nécessaire d'être soumis à tous ces dérangemens pour avoir la conviction qu'on a contracté la maladie vénérienne; quelques - uns suffisent pour nous éclairer, et doivent nous déterminer à recourir à des moyens capables de la combattre, car sans cela on s'exposerait à de graves dangers.

IV. Quelques malades, après avoir vu disparaître tous les symptômes de la maladie vénérienne, conservent quelquefois un certain degré d'irritation dans les parties génitales, qui annonce que le traitement qu'ils ont subi n'a été que palliatif. Ils éprouvent une sensation de fourmillement dans le canal, qui se prolonge quelquefois jusqu'à la vessie et au fondement, où ils ressentent soit de la démangeaison, soit de la pesanteur. D'autres fois, ils éprouvent un roulement ondulatoire des testicules, et de la douleur et des tiraillemens se font ressentir dans ces organes qui sont très susceptibles de s'engorger. Des envies fréquentes d'uriner, l'écoulement d'une matière blanchâtre, quelquefois des maux d'estomac, des coliques, des épreintes plus ou moins douloureuses, et enfin un malaise général, tels sont les phénomènes qui complètent le tableau des sensations extraordinaires que j'ai voulu tracer, et qu'éprouvent beaucoup de malades après des traitemens mercuriels qui les ont irrités sans détruire leur mal.

V. Tous les individus ne sont pas également susceptibles de contracter la maladie vénérienne. Ceux qui sont faibles ou qui ont un sang impur, échauffé, acrimonieux, sont plus susceptibles d'en être infectés. Le principe vénérien est un, quelle que soit d'ailleurs la forme sous laquelle il puisse se présenter. L'observation suivante en est une preuve : « Trois jeunes gens furent ensemble » chez une femme publique, et eurent successi- » vement commerce avec elle. L'un fut pris d'un » écoulement au bout de trois jours ; un bubon » (poulain) parut chez le second, au dixième » jour, et le dernier n'éprouva pas le moindre » signe d'infection : il s'est toujours bien porté. » J'ai donné des soins aux deux malades ; et leur » ayant manifesté le désir de voir la fille qui les » avait ainsi gâtés, ils la firent venir ; je la visitai » trois ou quatre fois à différentes époques, et je » suis resté convaincu qu'elle n'avait qu'un simple » écoulement sans la plus légère ulcération. »

VI. Les femmes et les hommes sont en général également sensibles aux effets dévastateurs de cette maladie. Les individus d'un tempérament sanguin sont moins maltraités par la syphilis que ceux qui sont bilieux, secs et irritables. Les personnes fai- bles, maladives, écrouelleuses, dartreuses, ou scor- butiques, ou affectées de quelque maladie chro- nique de la poitrine ou du ventre, sont celles qui ont le plus à redouter les ravages du mal vénérien. J'ajouterai que celles qui ont les cheveux rous- sâtres et la peau très blanche en souffrent da- vantage ; et que les ulcères de la gorge et autres symptômes de cette affection sont, chez ces mê- mes personnes, plus opiniâtres qu'ils ne le sont chez des personnes brunes qui sont d'un tempé- rament moins humoral. Toutefois, il est une vérité incontestable, c'est que la constitution la plus robuste ne peut, par elle-même, surmonter le principe vénérien, et en triompher quand une fois il est passé dans le sang. Se fier à sa *constitution*, en pareil cas, c'est un grand abus, parce qu'il est prouvé qu'il faut toujours avoir recours à un traitement qui est d'une absolue nécessité.

VII. Le virus vénérien, une fois introduit dans notre économie, charrié dans le torrent de la circulation, mêlé à nos humeurs, donne lieu aux désordres les plus affreux. Il est donc de la plus grande importance de toujours apprécier la véritable cause de ces maux qu'on est souvent bien loin de soupçonner, lorsqu'on ne s'est point habitué de bonne heure à étudier la physionomie de la syphilis et les formes infiniment variées qu'elle est susceptible de revêtir. Le principe vénérien dégénère en dartres, écrouelles, scorbut ; des ulcères rongeurs de la gorge, du palais, des cartilages et des os du nez, sont encore des symptômes de ce mal qui rend quelquefois les os fragiles, mous et plians comme de la cire. Souvent, ce vice destructeur produit des engorgemens au cou, au ventre, aux aisselles ; d'autre fois, il détermine de l'inflammation, de la douleur, de la démangeaison aux yeux ; il occasionne la perte de la vue, produit un tintement dans les oreilles, et détermine fréquemment la surdité, l'ulcération, l'écoulement et la carie des os qui forment l'organe de l'ouïe.

VIII. Par suite des progrès de ce principe, les

fonctions animales, vitales et naturelles, sont viciées, des maladies du cerveau, du cœur, du foie, des intestins, de l'estomac et des reins, se développent. Quelquefois les organes génitaux acquièrent une irritabilité fatigante; d'autres fois ils sont flétris et d'une faiblesse extrême, et l'*impuissance* en est le résultat. Lorsque ce mal a jeté de profondes racines dans le sang, le visage devient pâle et livide, les yeux se cernent, se cavent, des symptômes de jaunisse et d'hydropisie se manifestent, la vue s'affaiblit, les cheveux tombent, les ongles se dépolissent, des irritations nerveuses, des sensations extraordinaires se font ressentir, les digestions sont pénibles, et une toux sèche, accompagnée d'une salivation abondante, indiquent que le poumon s'altère. Enfin, le malheureux, affecté de cette maladie, devient incapable de penser et de sentir, inhabile au moindre mouvement : il tombe dans un dépérissement mortel.

IX. Les femmes éprouvent des maladies particulières à leur sexe : tels sont le cancer au sein, des règles excessives ou leur suppression, des flueurs blanches, l'affection hystérique, l'inflammation, l'abcès, le squirre, la gangrène, le cancer ou l'ulcère de la matrice. Les femmes qui ont cette maladie, sont, pour l'ordinaire, stériles ou sujettes à avorter, ou si elles accouchent, leurs enfans sont, en naissant, en partie corrompus, ou tout couverts d'ulcères ou de dartres. C'est lorsque les femmes cessent d'être réglées, que le mal vénérien produit chez elles les plus grand ravages. Alors commencent leurs souffrances, des milliers de maux viennent les accabler ; si elles ne sont promptement et énergiquement secourues, elles meurent dans l'état le plus affreux, le plus déplorable, et leur corps, qui se putréfie en quelques heures, laisse échapper une insupportable fétidité.

X. Telle est la liste des affreux symptômes qui accompagnent cette terrible maladie, quand elle est invétérée et que le sang et nos organes sont abreuvés de ce limon corrupteur ; on ne peut donc trop se presser de l'expulser, car chaque instant, chaque minute lui donne de nouvelles forces ; il s'identifie avec notre corps et vit avec lui, il mine sourdement la texture de nos organes, trouble les lois de la nutrition, colore nos traits d'une teinte cuivreuse, jaunâtre et plombée, trouble nos facultés intellectuelles, jette le découragement dans le cœur, et pervertissant à la fois le moral et le physique, il nous rend un objet de pitié, et ne nous conduit à la mort, qu'à travers mille tourmens !

CONSIDÉRATIONS GÉNÉRALES

SUR

LA MALADIE VÉNÉRIENNE.

XI. La maladie vénérienne, généralement connue sous le nom de *Syphilis*, se transmet, le plus ordinairement, par le rapprochement des sexes ; elle se contracte aussi par l'alaitement, et beaucoup d'enfans trouvent ainsi un poison destructeur dans le premier aliment de la vie ! Elle se communique aussi par des baisers voluptueux, par l'application du principe virulent sur différentes parties du corps. On possède plusieurs exemples de la communication de la syphilis par la saignée faite avec une lancette qui, après avoir servi à l'ouverture des pustules véroliques, n'avait pas été ensuite suffisamment nétoyée. Un rasoir malpropre peut encore la communiquer. M. B., dit le docteur Richerand, présidait à la rédaction d'un compte ; fatigué de la lenteur et de la difficulté d'un calcul, il prend la plume des mains de son commis, et, après s'en être servi, la porte inconsidérément à sa bouche. Ce commis avait des chancres aux lèvres et sur la langue, il était dans le cours d'un traitement mercuriel secret : la salivation était imminente. Imprégnée de cette bave envenimée, la barbe de la plume transmit la maladie qui se développa peu de jours après.

Fabrice de Hilden rapporte un fait extraordinaire : il s'agit d'une demoiselle qui contracta la maladie vénérienne pour s'être masquée avec les vêtemens d'un homme qui en était atteint depuis longtemps.

XII. Le virus vénérien peut rester nombre d'années dans le sang avant de produire des effets sensibles, ainsi que l'avait souvent observé Cataneus. (*Tr. de morbo gallico.*) Il n'est aucun médecin qui n'ait été à même de faire de semblables remarques. J'ai donné mes soins à une dame qui, après avoir cohabité avec une personne saine en apparence, fut bientôt après attaquée d'un écoulement vénérien et d'un chancre de même nature, occupant le fond du gosier ; et tout cela sans qu'on aperçût la moindre incommodité chez l'individu qui avait communiqué cette maladie.

XIII. Un monsieur vint me consulter pour un ulcère qui avait rongé une grande partie du nez et de la lèvre supérieure. Son aspect me fit juger au premier coup-d'œil, qu'il était de nature vénérienne, quoique le malade prétendît n'avoir jamais éprouvé aux parties génitales le moindre symptôme qui pût lui faire soupçonner cette maladie. Les médecins qui le soignèrent n'obtinrent pas la moindre amélioration, parce qu'ils s'abusèrent sur la cause de cette affection. Ne me départant pas de ma première pensée, je soumis ce monsieur au traitement anti-vénérien, cinq mois suffirent pour amener la cicatrisation de cette affreuse plaie et opérer une solide et complète guérison. Ces faits et beaucoup d'autres que je pourrais citer, prouvent que le principe vénérien peut non seulement être absorbé dans l'économie sans laisser au-dehors la moindre trace de son existence, mais encore ne produire ses ravages que longtemps après sa contagion.

XIV. Des praticiens distingués pensent, d'après de nombreuses observations, que la maladie vénérienne peut s'engendrer dans le corps de l'homme. Ils l'ont vue, disent-ils, se développer spontanément chez des personnes très saines, après un coït immodéré, surtout pendant l'époque de la menstruation. J'ai été à même de faire quelques observations semblables. Partageant cette opinion, que la syphilis n'est autre que la *lèpre dégénérée*, il ne me répugue point de penser que des personnes affectées de dartres, d'écrouelles ou de toute autre espèce d'acrimonie humorale, puissent, par l'effet de la cohabitation, donner lieu au développement des symptômes qui constituent le mal vénérien.

XV. Le docteur Weizemann, médecin à Bucharest, prétend qu'on voit souvent la syphilis se développer spontanément; et plusieurs fois il a traité avec le plus grand succès, par les anti-vénériens, des écoulemens, des chancres et des bubons qui avaient été contractés pendant la première nuit des noces avec de jeunes houris dont la santé et la virginité ne pouvaient être mises en doute.

XVI. Des écrivains modernes assurent qu'on peut contracter cette maladie en couchant dans le même lit avec une personne qui en est infectée. Pourrait-on ne pas admettre cette opinion, lorsqu'on sait qu'à l'époque de l'apparition de la vérole en Europe, cette maladie se communiquait alors par l'air, par les vêtemens, par les ustensiles et le moindre contact? Le docteur Bowman nous apprend que les habitans de Saint-Paul en Canada, où la maladie n'avait été apportée que depuis très peu de temps, la gagnaient par l'air, en mangeant avec la même cuillère, en buvant dans le même vase, en fumant dans la même pipe. J'ai été à même de donner mes soins à une dame qui avait contracté la maladie vénérienne en buvant dans le verre de sa domestique qui en était affectée. Le même docteur Bowman dit, dans son rapport au gouvernement anglais, que les malades au Canada perdent le nez, la langue, les yeux et des portions des extrémités, par ce virus, sans avoir souvent la moindre affection aux parties génitales ; ce qui prouve qu'une personne peut être affectée de la syphilis sans avoir eu ni gonorrhée, ni ulcère, ni aucun autre mal aux organes de la génération.

XVII. Les premiers auteurs qui ont décrit les effets de ce poison subtil sur l'économie, datent de la fin du xvᵉ siècle, époque à laquelle ce mal, qui très probablement a existé de tout temps sous des formes et des noms différens, quoique avec des degrés d'intensité très variables, avait pris un aspect si menaçant, et suivi une marche si violente, que toutes les classes de la société en furent fortement effrayées; car il paraît qu'alors sa communication était encore plus facile que de nos jours, et qu'il y avait infiniment peu de familles qui n'eussent, dans un instant donné, plusieurs de leurs membres qui en fussent atteints. Les opinions diffèrent beaucoup sur l'origine de ce mal destructeur.

Syedenham et plusieurs autres médecins ont cru que la maladie syphilitique tirait son origine de la maladie connue en Afrique, sous le nom de *Yaws* ou *Pian*.

XVIII. D'autres écrivains pensent qu'elle tire son origine de l'Asie. Un ouvrage précieux, imprimé à Calcutta, et publié par une société d'hommes instruits, semble justifier cette assertion. Nous trouvons, dans le second volume de cet intéressant ouvrage, que la maladie vénérienne est connue dans l'Indostan depuis un temps immémorial sous le nom de *feu persan*, et qu'elle y existait avant les voyages de Colomb et de Vespuce dans l'hémisphère occidental. Oviédo partageant des idées contraires, fait venir la maladie vénérienne d'Amérique, apportée par les soldats de Christophe Colomb, débarqués dans le royaume de Naples, en mai 1495, après avoir séjourné quelque temps à Séville et à Barcelone, où ils avaient commencé à la répandre. Enfin, une dernière opinion et qui semble la plus accréditée, c'est celle qui considère la syphilis comme une *dégénération de la lèpre*, les symptômes qui caractérisent ces deux affections sont presque identiques, puisque toutes deux se manifestent par des pustules, des endurcissemens de la peau, des excroissances hideuses, des ulcères rongeans, des exostoses et des douleurs nocturnes aux os. Pouvais-je ne point voir dans ces phénomènes la dégénération d'une autre maladie? Pouvais-je ne point partager cette opinion, que le mal vénérien n'est qu'une modification de la lèpre?

XIX. Sans vouloir balancer les autorités d'une multitude d'écrivains célèbres, sans prononcer au milieu des peuples qu'on a vus s'accuser réciproquement d'avoir propagé cette horrible peste, je me contente de faire observer que M. Sprengel a puissamment combattu l'opinion de ceux qui font provenir la maladie vénérienne des Indes Occidentales. Les annales des nations contiennent des témoignages irrécusables qui prouvent l'existence de ses symptômes, longtemps avant que Christophe Colomb ne mît à la voile pour entreprendre son immortelle découverte!

XX. Quoi qu'il en soit de l'origine de la syphilis, il est certain que les peuples de l'Europe ont contribué à étendre cette affection. La propagation de ce fléau est une des suites fâcheuses de leurs voyages, de leur commerce, de leur industrie, de leurs guerres, de leurs victoires, de leur domination.

Ajoutons que cette maladie a dû augmenter d'intensité à mesure qu'elle a parcouru le globe terrestre, et que transportée ainsi de climat en climat, elle a dû s'exaspérer par les influences d'une température étrangère. Ajoutons enfin que l'homme a singulièrement multiplié les effets de cette contagion terrible, en trompant les sages intentions de la nature, en exaltant sa sensibilité par des excès inouïs, en se créant des besoins et des penchans qui sont l'opprobre de l'espèce humaine ! Mais en voilà assez sur l'histoire de l'origine du mal vénérien : signalons les désordres qui peuvent résulter de l'absorption du virus syphilitique, et de son séjour plus ou moins prolongé dans l'économie.

XXI. Cette affreuse maladie se reproduit sous tant deformes, elle a des aspects si divers, qu'elle sera longtemps encore un objet d'étude pour les médecins. Elle se manifeste le plus souvent par des écoulemens d'une matière jaune verdâtre, d'une telle acrimonie, que lorsqu'elle est appliquée à la surface du corps d'une personne saine et bien portante, elle y produit une irritation et des symptômes inflammatoires plus ou moins violens, qui sont le prélude d'une infection générale. Plusieurs voies peuvent être la source de cet écoulement, qu'accompagnent souvent les plus vives douleurs.

D'autres fois, ce sont des engorgemens glandulaires situés le plus ordinairement aux aînes et aux aisselles, qui ont reçu le nom de *bubons*.

XXII. Des boutons, qui sont le résultat de ce mal, peuvent se manifester sur toutes les parties du corps; mais ils se montrent le plus souvent au visage, aux mains, aux pieds, et, dans ce dernier cas, quelquefois les ongles se dessèchent, deviennent rougeâtres et violacés. Ces boutons ont parfois une couleur cuivreuse, verdâtre, qui décèle leur funeste origine. Le front de certains individus en est tellement recouvert, les croûtes qui sont le résultat de leur suppuration sont tellement épaisses et sillonées à leur surface, que leur physionomie présente l'aspect le plus hideux. Lorsqu'elles se détachent, on ne voit que des excavations profondes qui mettent à nu les papilles nerveuses, et causent de vives douleurs. D'autres fois, le virus syphilitique étend ses ravages jusqu'aux os; il ne se borne pas toujours à produire des douleurs nocturnes atroces : souvent même il les carie profondément, et arrache des cris lamentables aux malheureuses victimes de cette affreuse maladie.

XXIII. C'est par des végétations de formes variées, et occupant le plus souvent les parties sexuelles, que le mal vénérien décèle son existence. Ces excroissances charnues ont reçu le nom de *porreaux*, de *choux-fleurs*, de *crétes-de-coq*, de *condylômes*, de *verrues*, selon les formes qu'elles affectent, selon qu'elles occupent les parties génitales, le périnée, l'anus, etc. Ces végétations sont susceptibles de croître sur toutes les parties de la peau. On les trouve quelquefois sur les bords des paupières, dans les oreilles, dans l'intérieur des fosses nasales. On les remarque au voile du palais et dans l'intérieur de la bouche. Une femme, dit le docteur Alibert, mourut d'une excroissance énorme qui se forma à la base de la langue, et qui acquit un tel développement, qu'elle finit par empêcher le passage des alimens.

XXIV. D'autres fois, par suite du principe vénérien on ressent de vives douleurs dans le canal de la verge, on y éprouve une démangeaison insupportable qui donne lieu à de fréquentes érections et à une continuelle déperdition du sperme. Souvent lorsque les malades font des efforts pour aller à la selle, une matière glaireuse s'échappe du canal, et l'urine de quelques-uns contient des flocons blanchâtres qui se déposent au fond du vase. Quelquefois en peu d'instans, les douleurs, les démangeaisons de la verge cessent et ces symptômes se portent au fondement ; elles reviennent bientôt après à la verge et se promènent ainsi d'une partie à l'autre.

XXV. Les ulcères syphilitiques désignés sous le nom de *chancres* sont encore le résultat de l'affection que je décris. Ils affectent le plus ordinairement les parties génitales. On en trouve journellement sur les fesses, les cuisses et le ventre des enfans malsains. Ils peuvent occuper toutes les parties du corps. On a observé plusieurs cas où les femmes attaquées de syphilis ont eu le vagin et la matrice totalement rongés par un chancre très étendu. Le canal de l'urètre, chez l'homme, peut être obstrué par des retrécissemens ou détruit par des ulcéations vénériennes. Le cuir chevelu, les yeux, les oreilles, le nez, la bouche, la gorge, sont fréquemment infectés par des chancres du plus mauvais caractère.

XXVI. MM. Sicard et Grellier, médecins d'Angoulême, nous ont communiqué l'observation d'un individu qui était tout couvert d'ulcères syphilitiques. Ces ulcères étaient devenus très-profonds et fistuleux; ils s'étaient agrandis à un tel point, qu'ils s'étaient tous réunis : en sorte qu'au lieu de la peau, on voyait sur l'universalité du corps une vaste croûte suppurante, exhalant une puanteur horrible : Ce malade mourut dans un état vraiment déplorable.

XXVII. Quelquefois, pour comble de malheur, le scorbut vient se joindre à la syphilis invétérée : c'est alors que les malades sont en proie aux plus violentes douleurs. Ils maigrissent de jour en jour; leur respiration devient très difficile ; ils ont le hoquet, des tiraillemens atroces dans l'estomac, des insomnies continuelles; leur teint est cuivreux et blafard ; leurs gencives sont molles, fongueuses et sanguinolentes : leur haleine est pestiférée ; des taches violacées recouvrent çà et là toute la surface de la peau; il se manifeste des hémorragies nasales; l'abattement est extrême ; les cheveux tombent ; les ongles se rident et se dépolissent, le pouls est déplorable, et la mort vient mettre fin à tant de souffrances.

XXVIII. Tel est le terrible tableau de cette funeste maladie, lorsque, loin d'arrêter ses progrès, on lui laisse prendre un accroissement considérable. Combien d'individus frappés de la contagion syphilitique négligent les ressources de l'art, et s'abandonnent à une dangereuse sécurité, tandis que le poison qu'ils recèlent prépare au loin les douleurs les plus cruelles, les symptômes les plus déplorables, et l'entière désorganisation de tout leur être physique.

DU DANGER

DES

PRÉPARATIONS MERCURIELLES.

XXIX. Rien ne constate davantage les dange qui accompagnent l'administration du mercur que les efforts que l'on fait depuis longtemps po lui substituer d'autres médicamens qui n'aient p ses graves inconvéniens. Pour bien connaître l effets du mercure sur notre économie et ses fâ cheuses influences sur l'homme malade, il fa d'abord les étudier sur l'homme sain. Descen dons dans les mines où on l'exploite ; visitons le ateliers où on l'emploie dans les arts ; c'est dan ces lieux que nous pourrons nous faire une just idée de ses horribles effets. C'est dans ces mines ces ateliers, que l'on rencontre des hommes, jeune encore, déjà accablés d'infirmités, décrépits avan d'avoir vieilli, et tous, jeunes et vieux, en proi à des maladies aiguës et chroniques. S'ils ne son pas suffoqués dans les premiers temps qu'ils se li- vrent à l'exploitation de ce métal dangereux, le mercure qui pénètre leur corps les fait périr de langueur ; presque tous deviennent paralytiques, et meurent de consomption.

XXX. Le mercure porte une action irritante sur

l'estomac et les intestins. M. Colson a vu des accidens d'empoisonnement se manifester après l'ingestion dans l'estomac d'un quart de grain de mercure (sublimé corrosif) dissous dans de l'eau. Des cancers de l'estomac, vulgairement appelés maladies du pilore, des diarrhées opiniâtres, des dysenteries fort douloureuses et des ulcérations dans le canal intestinal, sont très souvent la suite de l'emploi des préparations mercurielles. M. le docteur Charnay a publié des observations (*Journal universel de médecine*) qui constatent qu'une irritation de l'estomac, résultat d'un seul traitement mercuriel, n'exige pas moins de six mois ou un an pour être détruite. Des observations, faites et publiées par ordre du gouvernement, sur différentes méthodes d'administrer le mercure et puisées dans l'ouvrage de Horn, constatent que les préparations mercurielles peuvent décomposer nos humeurs, même assez rapidement, et produire des fièvres putrides mortelles. Le mercure porte très souvent à la bouche, et détermine des *salivations mercurielles* dont les conséquences sont quelquefois terribles. J'ai donné mes soins à un lampiste qui, par suite de l'emploi de quelques pilules de Béloste, qui, comme on le sait, contiennent très peu de *mercure doux*, éprouva une salivation que rien ne put arrêter. Les gencives étaient gonflées, saignantes ; la bouche était remplie d'ulcères qui exhalaient une fétidité insupportable. Il mourut, après un mois de souffrances, d'une hydropisie de poitrine et d'un commencement d'anévrisme au cœur.

XXXI. L'emploi du mercure est très dangereux chez les femmes qui ont une menstruation orageuse; les accidens qui se montrent dans ces cas sont exaspérés par cette préparation. Ce dangereux médicament, administré aux femmes grosses, peut déterminer des hémorragies de matrice capables d'amener l'avortement. Des observations nombreuses viennent à l'appui de notre assertion.

Le mercure porte presque toujours son action délétère sur l'organe respiratoire. Nous avons acquis la preuve qu'il occasionne assez fréquemment des crachemens de sang, des douleurs de poitrine et des pulmonies. Il est d'une observation constante que les enfans nés de parens fatigués par des traitemens mercuriels, apportent une constitution débile et une disposition aux maladies de poitrine. Par l'effet d'un traitement mercuriel, on voit souvent des ulcères acquérir un dégénérescence cancéreuse; des plaies ordinaires prendre un mauvais caractère, devenir baveuses, et verser une humeur fétide et sanguinolente.

XXXII. Le mercure porte aussi son action malfaisante sur le système osseux et fibreux. Ainsi il occasionne dans la continuité des membres, et particulièrement aux articulations, des douleurs qu'on peut nommer mercurielles, et qui sont très probablement causées par le mélange du mercure à nos humeurs. L'expérience démontre journellement ce que Hunter avait observé, que le mercure détermine le gonflement des os et leur carie. Le docteur Penada rapporte, dans les Mémoires de l'Institut impérial et royal lombardo-vénitien, l'observation d'une *chute de la majeure partie de la mâchoire inférieure* par l'effet des fumigations mercurielles. Il est des individus qui, par l'effet d'un traitement mercuriel, éprouvent des douleurs épouvantables qui finissent par amener la carie partielle ou totale des os.

XXXIII. C'est peut-être sur le système nerveux que le mercure porte le plus souvent son action délétère. Ainsi la surdité, la perte de la vue, des tremblemens nerveux et des palpitations de cœur sont très souvent la suite de son emploi.

Ce médicament porte son action sur le cerveau; il affaiblit les facultés intellectuelles, produit la stupeur, l'imbécillité, la perte de la mémoire. Le père Edme, chirurgien de l'hospice de Charenton, avait remarqué que sur vingt individus placés dans cette maison pour y être traités de la folie, il y en avait dix-neuf qui avaient été soumis à des traitemens mercuriels.

XXXIV. Les préparations mercurielles, en décomposant et viciant nos humeurs, nous disposent aux affections *dartreuses, scorbutiques* et *écrouelleuses*.

Souvent ce n'est que dans un temps fort éloigné que se montrent les maladies qui proviennent des traitemens mercuriels prolongés.

XXXV. Des médecins ont voulu nier que le mercure fût absorbé et transporté dans le système circulatoire. Des faits nombreux constatent sa présence dans nos humeurs et dans la substance intime de nos solides. A l'appui de cette assertion, Walter Pope, dans les *Transactions philosophiques*, année 1665, déclare avoir vu dans les mines de mercure du Frioul un homme qui *était si rempli de mercure*, que, lorsqu'il mettait une pièce de cuivre dans sa bouche, elle devenait aussi blanche que de l'argent; il en était de même lorsqu'il la frottait avec ses doigts.

Swediaur rapporte qu'on a trouvé des globules de ce métal dans les poumons d'un homme qui avait longtemps fait usage des préparations mercurielles. Ce médecin, qui a peut-être le mieux étudié les effets du mercure, a observé des cas de salivation invétérée qui ont duré des années, et ne se sont terminés que par l'épuisement et la mort.

XXXVI. Après avoir signalé les graves inconvéniens du mercure, prouvons, par quelques faits seulement, que c'est doublement à tort qu'on a recours à ce médicament infidèle et dangereux.

Feu Cullerier, grand partisan du mercure, avoue, dans les *Archives générales de médecine* (tome XII, page 427), que le mercure ne guérit pas toujours les maux vénériens. Astruc, lui-même, cet auteur qui s'est montré si grand enthousiaste des préparations mercurielles, a dressé une liste

des affections vénériennes que le mercure ne guérit pas, et ce tableau comprend presque tous les
symptômes de la syphilis. Louis avoue qu'il échoue
très souvent. Bromfeil a constaté qu'un grand nombre de cures sont palliatives. Van-Swieten accuse
de mensonge les auteurs qui prétendent que le mercure guérit toutes les affections syphilitiques; car
il dit avoir rencontré des maladies contre lesquelles
il avait en vain administré toutes les préparations
mercurielles imaginables. Bœrhaave a signalé l'impuissance du mercure contre la carie vénérienne.
Enfin, presque tous les auteurs s'accordent à dire
que le mercure ne guérit pas toujours la syphilis;
et d'ailleurs ce qui démontre d'une manière pé-
remptoire que les cures obtenues par le mercure
ne sont que palliatives, c'est l'action que le virus
syphilitique continue d'exercer sur les organes de
la génération, quoiqu'il ait été combattu par plusieurs traitemens mercuriels. En voilà assez sur
les dangers et l'inefficacité des préparations mercurielles.

DE L'EFFICACITÉ

DES

SUBSTANCES VÉGÉTALES.

XXXVII. L'efficacité des substances végétales dans le traitement des dartres, des écrouelles, de la syphilis, est un fait aujourd'hui incontestable. Leur emploi que n'accompagne jamais le moindre inconvénient, s'est montré héroïque dans cette foule de maladies chroniques qui assiègent nos organes, et où il s'agit de dépurer la lymphe et de régénérer en quelque sorte la masse du sang. Le gaïac, la salsepareille, la squine, le sassafras, le lobelia-syphilitica, la racine d'astragale, le daphné-mézéréon, ont tour à tour été employés avec succès dans ces diverses affections. Les bois sudorifiques ont eu un grand nombre de partisans pendant le XVIe siècle ; car alors on les administrait à dose forte, calculée d'après la violence et l'ancienneté de la maladie ; mais ils tombèrent en discrédit vers la fin du XVIIe et au commencement du XVIIIe siècle, parce qu'à cette époque on les donnait communément en décoction, et on les privait ainsi de toute leur activité. C'est à cette même époque que les préparations mercurielles eurent quelque crédit ; mais, comme on ne tarda pas à s'apercevoir des graves dangers qu'entraînait souvent leur emploi, les substances végétales reprirent bientôt la faveur dont elles jouissent aujourd'hui.

XXXVIII. C'est particulièrement aux médecins anglais, et surtout à ceux qui sont placés à la tête des grands hôpitaux militaires, que nous devons des faits nombreux qui ne peuvent plus laisser en doute l'efficacité des substances végétales dans le traitement de la syphilis et des dartres. Si l'on fouille dans les annales des peuples, il sera facile de constater que le mal vénérien, qui a reçu différens noms selon les contrées où il existe, a toujours trouvé un antidote précieux dans les différens produits du règne végétal. Jetons un coup-d'œil rapide sur quelques faits qui viennent confirmer notre assertion.

Les bois sudorifiques, apportés d'Amérique en 1508, furent bientôt employés avec succès contre la syphilis, en Espagne, en Portugal, et peu après en Italie. Hutten, Lecoq, Vesale, Fallope, assurent avec raison que ces substances peuvent guérir les maladies les plus rebelles, soit vénériennes, dartreuses, ou écrouelleuses.

Plusieurs médecins ont constaté que les substances végétales anti-vénériennes ont guéri ces affections, lors même qu'elles attaquaient les os ou la peau.

En Égypte, où les affections vénériennes sont très communes, les moines les guérissent fort bien sans mercure, par le seul moyen des bois sudorifiques, et sans astreindre leurs malades à la moindre gêne quant au régime, ou à leurs occupations ordinaires.

On vante dans l'Amérique méridionale et dans les Indes occidentales, l'emploi des plantes dépuratives, comme des remèdes qui guérissent avec facilité la vérole la plus confirmée.

Dans les grandes Indes, les médecins malais guérissent les affections syphilitiques les plus invétérées, en administrant à leurs malades des substances végétales en poudre, qui expulsent de leurs corps le mercure qui peut s'y être accumulé, par suite de plusieurs traitemens avec ce minéral.

XXXIX. Swediaur parle d'un malade qu'il vit à Londres, qui, étant affecté d'ulcères syphilitiques rebelles au mercure, fut guéri par l'emploi de la salsepareille *préparée et réduite en poudre*. Je dois avouer que c'est en partie à ce fait que je dois l'heureuse idée d'administrer en poudre les substances végétales.

« L'expérience journalière nous démontre, dit le docteur Lagneau, que les sudorifiques administrés avec exactitude, et selon les règles qui viennent d'être tracées, peuvent, dans les cas de syphilis très anciennes, et si je puis m'exprimer ainsi, vierges de tout traitement, ainsi que dans ceux où cette affection a éludé l'action bien ou mal dirigée de plusieurs médications mercurielles, dissiper les symptômes les plus invétérés, sans qu'on soit obligé de leur associer le mercure comme auxiliaire. Feu Cullerier, ajoute-t-il, m'a communiqué, en 1803, un grand nombre d'exemples de cures semblables : j'en rapporterai seulement quelques-unes.

» PREMIÈRE OBSERVATION. Une dame avait à la gorge un ulcère qui avait détruit toute la luette, malgré l'emploi des moyens généraux indiqués dans les maux de gorge ordinaires : l'usage des substances végétales la guérit en trente jours.

» DEUXIÈME OBSERVATION. Marie V....., sage-femme, avait, depuis dix ans, un engorgement du périoste de la région inférieure du tibia (os de la jambe), et depuis trois ans, un gonflement considérable dans toute l'étendue de la jambe gauche ; elle éprouvait de violentes douleurs. Les préparations mercurielles lui furent données sans avantage ; elle fut mise à l'usage des sudorifiques, et la guérison fut complète au bout de deux mois.

» TROISIÈME OBSERVATION. Anne P...., âgée de quarante-neuf ans, était attaquée depuis trois mois d'un vaste ulcère à la gorge, qui avait déjà rongé la luette, le voile du palais, ses piliers, ses amygdales, et corrodé la paroi postérieure du gosier dans une grande étendue ; cette affreuse maladie s'était manifestée après la guérison d'une chaudepisse (qui sans doute avait été mal soignée). Soumise au traitement végétal, la guérison fut complète après trois mois. »

Ces trois exemples, auxquels j'en pourrais ajouter d'autres non moins curieux, et qui me sont particuliers, paraîtront assez concluans pour convaincre de l'efficacité des médicamens sudorifiques employés d'une manière exclusive contre la vérole.

XL. Les substances végétales, administrées avec méthode, ne manquent jamais leur effet, et si des médecins, qui d'ailleurs les associent avec avantage aux préparations mercurielles n'en font point un usage exclusif, c'est, disent-ils, parce que la préparation de ces substances est défectueuse. En effet, elles ne sont employées que sous forme de décoctions et de sirops, et ainsi préparées elles ne peuvent remplir le but qu'on se propose.

XLI. Les tisanes ou décoctions non seulement répugnent aux malades, mais encore fatiguent et affaiblissent l'estomac. Elles ne contiennent que très peu du principe dépuratif, et leur effet devient presque nul. Quant aux sirops ou robs, ils sont sans action sur notre économie ; il entre dans leur composition une partie de liquide sur deux parties de sucre ; et ce n'est, à proprement parler, que de ce dernier ingrédient qu'on fait usage ; et cela est si vrai, qu'un malade qui prend six cuillerées de sirop, consomme quatre cuillerées de sucre ; dès-lors quel effet doit-on espérer de ces préparations? Et ce qu'il est important de considérer ici, c'est que les malades perdent un temps précieux pendant lequel ils auraient recours à des moyens plus sûrs et plus efficaces.

XLII. Personne, certes, ne peut mettre en doute les avantages des substances végétales dans le traitement des maladies vénériennes, dartreuses et chroniques; mais ce qu'on ne peut nier, c'est qu'elles n'aient été jusqu'à ce jour employées d'une manière défectueuse et propre à diminuer leur efficacité. Les substances végétales perdent de leur énergie lorsqu'elles ne sont point employées sous forme de poudre ; cela est si vrai qu'il n'est aucun médecin qui n'ait été à même de constater que la valériane et le quinquina perdent beaucoup de leur efficacité lorsqu'ils sont administrés en décoctious ou en sirops : aussi les praticiens donnent-ils le plus souvent ces substances en poudre, délayées dans un liquide quelconque, ou bien mélangées à du sucre ou du miel.

XLIII. Livré de bonne heure à l'étude des affections vénériennes, dartreuses et chroniques, je ne tardai point à m'apercevoir des dangers des préparations mercurielles ; aussi les abandonnai-je bientôt pour ne me servir que des substances puisées dans le règne végétal. Et, tout en constatant les heureux effets de ces moyens, je ne pus m'empêcher de remarquer aussi qu'ils perdaient beaucoup de leur efficacité par la manière dont on les dministre. J'étais préoccupé de cette pensée, lorsque, méditant Swediaur, je lus l'observation dont

j'ai parlé plus haut , d'un homme qui , affecté d'ulcères rebelles au mercure , fut guéri par les substances végétales préparées et réduites en poudre.
Encouragé par quelques essais qui constatent les
avantages d'une semblable préparation, je conçus
la pensée de faire de nouveaux essais sur chacune
des substances dont j'ai déjà parlé , et je constatai,
par des faits sévèrement observés, leur degré d'efficacité. Je m'aperçus que quelques-unes d'entr'elles
étaient douées de plus d'énergie; et , soumises à de
nouveaux essais , j'acquis la certitude que les maladies les plus graves , les plus invétérées, ne pouvaient résister à leur emploi.

XLIV. Je le répète, les substances végétales ,
employées sous forme de tisanes, perdent de leur
efficacité, attendu qu'un malade n'en peut prendre que cinq à six verres par jour, et que cette
dose ne contient presque pas du principe *extrac-
tif végétal*. Pour obtenir un effet réel , il faudrait
qu'il pût consommer vingt verres de tisane tous
les jours, ce qui est impossible, car il n'est pas
d'estomac qui pût résister à cette espèce d'inon-
dation. Quant aux sirops dépuratifs, leurs effets
doivent être nuls, puisque leur composition n'est
que de sucre. Ce sont des médicamens qui n'ont
d'autre avantage que de flatter le goût. Il n'y a donc
vraiment qu'une forme sous laquelle les substances végétales puissent être employées avec un succès certain, c'est sous forme de poudre. Prises
ainsi, elles ne perdent aucune des qualités pré-

tieuses dont la nature les a douées ; elles peuvent se conserver un très grand nombre d'années sans éprouver la moindre détérioration ; on calcule bien mieux leur dose, et par conséquent les effets qu'on doit en attendre.

XLV. Depuis un très grand nombre d'années que je me livre au traitement des affections vénériennes , et encouragé d'ailleurs par les heureuses expériences faites dans divers hôpitaux de Paris, de Londres et d'Allemagne, j'ai employé, je puis le dire, avec un immense succès les substances végétales ; j'ai choisi celles qui possèdent au plus haut degré des vertus dépuratives, et profitant des ressources que m'offrait la chimie végétale , qui a été pour moi un objet continuel d'études , je les ai combinées de manière à en faire un tout homogène, ayant toujours des vertus constantes. Je n'ai pas perdu de vue un fait important, c'est que le système nerveux joue un grand rôle dans toutes les maladies humorales et chroniques, où toute l'économie s'affaiblit et où les organes du sentiment acquièrent une grande irritabilité. C'est pénétré de cette vérité, que j'ai senti la nécessité d'associer à l'extrait des végétaux, des substances rafraîchissantes et anti-nerveuses, propres à calmer cette irritabilité qui s'oppose souvent à la guérison des maladies, et qui a besoin d'être combattue pour atteindre plus facilement le but qu'on se propose, la guérison. Cette préparation douce et végétale en secondant les efforts de la nature , tend à chasser de notre économie, tout ce qui peut la contrarier et entraver sa marche régulière.

XLVI. Cette préparation, je l'ai désignée sous le nom de *poudre végétale dépurative et rafraîchissante*. Prise à la dose de trois fortes cuillerées à café par jour, elle équivaut à 20 verres de tisane : que ne doit-on pas alors attendre d'un dépuratif à la fois aussi puissant et si doux ? Et pouvoir l'administrer à si forte dose et sous un petit volume, n'est-ce pas avoir résolu un problême dont la découverte doit faire époque dans l'art de guérir ? Cette poudre, qui est d'un goût agréable, guérit les dartres, les écrouelles, la gale, le mal vénérien, et toutes les affections chroniques humorales, dont j'ai donné la description dans le cours de cet ouvrage. Elle s'adapte parfaitement bien à tous les âges, à tous les sexes, à toutes les constitutions : les tempéramens les plus délicats peuvent en faire usage sans le moindre inconvénient. Il est des individus, qui, par suite de plusieurs traitemens mercuriels, recèlent dans leur sang des parcelles de ce dangereux métal : l'emploi de cette poudre favorise son expulsion et délivre ainsi leurs organes d'un principe irritant qui peut être la source des plus graves accidens.

XLVII. Pour assurer le succès de ma méthode et atteindre le but désiré, la guérison, j'ai dû employer quelques moyens accessoires : ils abrègent la durée des maladies et sont même quelquefois indispensables pour obtenir une cure complète.

Le premier de ces moyens c'est un purgatif. Il est d'un emploi facile ; il purge sans fatiguer. Il a non seulement l'avantage de débarrasser les intestins sans les irriter, mais encore il les fortifie, car la rhubarbe entre dans sa composition, et on sait que cette substance amère facilite la digestion et produit dans l'économie les plus heureux changemens. Ce purgatif dont je me sers, est utile aux personnes constipées, à celles qui ont la tête embarrassée et qui peuvent craindre des apoplexies.

XLVIII. Un moyen que j'emploie encore avec succès, c'est une pommade résolutive. Elle est spécialement destinée aux personnes affectées de dartres vénériennes, d'écrouelles, de plaies, d'ulcères, de douleurs et de tumeurs. Employée en frictions, elle débarrasse la peau des impuretés qui l'assiégent, des démangeaisons qui la fatiguent. Elle soulage promptement les douleurs les plus vives, et les guérit radicalement. Elle fond les tumeurs et cicatrise les plaies les plus anciennes, les ulcères vénériens les plus invétérés. Voyez pages 37, 40 et 44, la manière d'user de la poudre, du purgatif et de la pommade.

Passant en revue les diverses maladies auxquelles ma méthode est applicable, je tracerai la marche que chaque malade aura à suivre dans l'emploi des divers médicamens que je mets en usage.

XLIX. J'ajouterai que la poudre végétale pousse fortement aux urines ; qu'elle est essentiellement utiles aux personnes chez qui elles sont rouges et sablonneuses et que son usage habituel s'oppose efficacement au développement de la gravelle, et par suite de la pierre. Les personnes constipées, celles qui éprouvent de l'insomnie, celles qui ont le sang échauffé et le système nerveux irrité, trouveront dans l'emploi journalier de ce moyen, des avantages qu'aucun médicament ne pourrait leur offrir. En effet, ce spécifique, introduit dans le sang, en adoucit l'acrimonie de quelque nature qu'elle soit, et tempère les matières ardentes dont il est infecté ; il résout sa viscosité, son épaississement, et parcourant avec lui les organes de la circulation et des sécrétions, il ramollit les parties endurcies, fond les tumeurs, les concrétions, cicatrise les ulcères, tarit les écoulemens, débarrasse les vaisseaux et ranime leur jeu sans les irriter. Il expulse par la transpiration insensible, par les urines et par les autres voies naturelles, le virus vénérien et dartreux, les matières fondues, séparées et rendues fluides. Toutes ces propriétés n'empêcheraient pas le retour des maux guéris, s'il n'avait aussi celle de s'insinuer dans le cerveau avec les parties les plus subtiles du sang, de se mêler avec la lymphe nervale, qui s'y prépare, et de descendre avec elle dans toutes les filières nerveuses, en y conservant assez de vertu pour corriger la lymphe déjà dépravée, source de beaucoup de maux de nerfs, pour régler le cours troublé des esprits animaux, et désobstruer leurs conduits les plus imperceptibles.

MANIÈRE D'EMPLOYER

LA POUDRE VÉGÉTALE DÉPURATIVE ET RAFRAICHISSANTE.

1° Cette poudre, qui est d'un goût très agréable, se prend trois fois par jour, à la dose d'une bonne cuillerée à café (1), délayée chaque fois dans un grand verre d'eau pure, froide et simplement dégourdie en hiver, si on le désire. En tout, par conséquent trois cuillerées à café de poudre dans trois verres de liquide tous les jours.

2° Cette poudre peut être délayée dans de l'eau pure, attendu qu'elle est légèrement sucrée. Cependant on peut, pour rendre cette boisson plus agréable encore, y ajouter du sucre, du sirop de gomme, d'orgeat ou de capillaire, au choix.

3° Un premier verre doit être pris le matin, à jeun; le deuxième vers le milieu du jour, et le troisième le soir en se couchant. Quoique ces époques soient celles que je préfère, cependant il n'y aurait pas d'inconvénient à prendre ces trois verres

(1) Une cuillerée à café équivaut à ce que les cinq doigts de la main réunis peuvent prendre. Une boîte doit durer cinq jours environ.

à d'autres heures de la journée, pourvu que ce fût toujours une heure avant de manger et trois heures après.

4° Comme il est des malades qui ne peuvent prendre tout d'un trait un verre de liquide, ils peuvent le diviser en deux parties, prises à un quart-d'heure ou une demi-heure de distance.

5° L'usage de cette poudre rafraîchissante dispense de toute espèce de tisane. Elle ne nuit en aucune manière aux occupations habituelles; son emploi peut se cacher à tous les yeux. L'exercice, en donnant plus d'activité aux fonctions de la peau et de la vessie, favorise singulièrement son effet dépuratif. Elle doit être continuée jusqu'à complète guérison; la boîte dure cinq jours au plus.

6° Cette poudre est inaltérable, et peut se conserver grand nombre d'années sans perdre ses propriétés, quel que ce soit le climat où elle puisse être transportée, pourvu qu'elle soit tenue dans un endroit très sec.

Modification des doses de la Poudre végétale pour l'enfance.

1° Les enfans qui naîtront affectés de dartres, de teigne, d'écrouelles, de maladie vénérienne ou de quelque affection chronique humorale des yeux, des oreilles, de la tête, de la poitrine ou du ventre, seront toujours radicalement guéris, en mettant leurs nourrices à l'usage de la poudre végétale, qui, sans nuire à leur santé, communiquera à leur lait des qualités dépuratives infiniment salutaires. La dose de la poudre est celle que j'ai déjà indiquée : trois fortes cuillerées à café par jour (*Voy*. page 37); elle sera continuée jusqu'à complète guérison de l'enfant. La poudre végétale suffit aux nourrices : les purgatifs ne sauraient leur convenir.

2° Les enfans au-dessous de huit ans, qui, nés de parens malsains, seront soumis à mon traitement dépuratif, ne prendront la poudre végétale qu'à la dose d'une demi-cuillerée à café, trois fois par jour. Les enfans au-dessus de huit ans jusqu'à quinze, prendront deux cuillerées à café en deux prises, et au-dessus de cet âge, ils prendront la dose entière.

3° Les enfans au-dessous de huit ans, qui ne prendront la poudre qu'à la dose de trois demi-cuillerées à café, comme je l'ai déjà dit, ne délayeront chaque dose que dans un demi-verre de liquide, car une trop grande quantité de boisson leur fatiguerait l'estomac.

MANIÈRE D'EMPLOYER

LES PILULES PURGATIVES.

1º Ces pilules, à la fois toniques et purgatives, employées avec la *poudre végétale dépurative et rafraîchissante*, concourent à la guérison des dartres, des écrouelles, des maladies vénériennes et de toutes les affections chroniques de la tête, de la poitrine, du ventre, de la vessie et du système nerveux, tenant à une *acrimonie du sang et de nos humeurs*. Elles favorisent l'écoulement de la bile, donnent de l'appétit et fortifient l'estomac, en raison de la rhubarbe qu'elles contiennent. Elles se sont montrées efficaces dans des douleurs nerverses ou vagues de la tête, dans des étouffemens, dans des toux humides, dans des faiblesses des membres, des étourdissemens, des tintemens d'oreilles, des palpitations de cœur, dans des vomissemens et des crampes d'estomac. Elles ont éloigné et guéri des attaques de migraine qui se répétaient souvent ; elles en ont promptement adouci les accès ; elles ont dissipé des jaunisses avec gonflement du foie. Il est des accidens nerveux qui dérivent d'une constipation habituelle ; ces pilules prises pendant quelques jours, offrent un moyen sûr pour faire cesser cet état et entretenir la liberté du ventre. On rencontre souvent des personnes qui prennent sans effet des lavemens simples ; elles obvient à cet inconvénient en faisant usage de ces pilules lorsque le besoin d'évacuer se fait sentir.

2° Les circonstances où il faut se purger et le nombre de fois qu'il est nécessaire de le faire, sont indiquées au traitement de chaque maladie en particulier.

3° Une dose de dix pilules suffit le plus souvent pour se purger une fois et produire l'effet d'une médecine ordinaire. Il suffit de pousser cinq à six fortes selles ; partant de ce point, on devra augmenter ou diminuer le nombre des pilules ; car il est digne de remarque que chaque personne, en raison de sa constitution, est plus ou moins difficile à émouvoir : quelques-unes sont obligées de prendre quinze pilules pour obtenir un effet fortement purgatif, tandis qu'à d'autres six ou huit pilules suffisent ; les femmes surtout, de leur nature plus irritables que les hommes, sont dans cette catégorie. En règle générale, on peut établir que six ou huit pilules produisent autant d'effet chez une femme, que dix pilules chez un homme.

4° Ces pilules peuvent se prendre à toute heure, à déjeûner, dîner ou souper, entre deux tranches de soupe, dans du pain à chanter ; ou dans du miel, de la confiture, ou enveloppées, écrasées ou fondues dans du sirop de gomme ou d'orgeat, tout cela est au choix du malade. On peut boire et manger par-dessus. Leur effet a lieu quatre, six, huit ou dix heures après leur emploi, selon que l'on est plus ou moins difficile à purger. Il est digne de remarque que l'effet de ces pilules est d'autant moins rapproché que leur nombre est moins grand.

5° Ce purgatif ne nécessite aucune préparation, attendu qu'il n'est nullement irritant. Toutefois l'usage de la poudre végétale, en rafraîchissant et délayant les matières contenues dans le canal intestinal, dispose parfaitement à l'emploi de ce moyen *toni-évacuant*.

6° L'usage de ces pilules n'empêche point de vivre à son ordinaire et de vaquer à ses affaires.

7° L'usage d'un lavement à la graine de lin, à la guimauve ou à l'eau simple, pris le soir, jour du purgatif, ou le lendemain matin, seconde avantageusement l'effet de cet évacuant, surtout lorsqu'on a pris une dose de dix pilules.

8° Il n'est pas toujours nécessaire de prendre dix pilules et plus à la fois ; les cas où cette dose est nécessaire sont prévus dans le cours de mon ouvrage. Les personnes qui n'ont que quelques légères indispositions de la tête, du cœur ou de l'estomac, des maux de nerfs ou de ces maux vagues souvent difficiles à définir, ou qui sont naturellement constipées, ou qui ont une disposition à l'apoplexie, ou qui ressentent souvent par instinct le besoin de dégager la poitrine, le ventre et les premières voies, de la pituite, des glaires ou de la bile qui assiége et tourmente ces organes ; ces personnes, dis-je, devront, dans le but de prévenir quelque affection grave, prendre trois ou quatre pilules tous les quatre ou cinq jours. La dose sera augmentée ou diminuée au besoin ; car, je ne saurais trop le répéter, elle doit toujours être proportionnée à l'âge du malade, à son degré d'irritabilité et à sa disposition plus ou moins facile à évacuer.

Modification des doses du purgatif pour l'enfance.

1° Pour les enfans au-dessous de huit ans, la dose est de trois pilules.

Si l'enfant n'a cependant que deux ans, une pilule peut suffire.

Au-dessus de huit ans, jusqu'à dix-huit ans, il prendra quatre ou cinq pilules, et au-dessus de dix-huit ans, huit ou dix.

2° Ces pilules se prennent comme nous l'avons indiqué plus haut. Un enfant doit pousser deux ou trois selles, et partant de ce point, il est facile de juger quelle est la dose qui lui convient.

EMPLOI

DE LA POMMADE RÉSOLUTIVE.

Cette pommade, utile contre les ulcères vénériens, les dartres, les écrouelles, la teigne, la gale,
les tumeurs, les engorgemens glandulaires, les
plaies de mauvaise nature et les douleurs, s'emploie de la manière suivante.

1°. Y a-t-il affection dartreuse ou galeuse, on
prend, avec les doigts réunis, de la pommade
qu'on étend sur les parties affectées ; on fric-
tionne assez fort pour la faire entrer dans le tissu
de la peau qu'elle doit échauffer légèrement, car
ce n'est qu'ainsi qu'elle produit un effet curatif ;
l'étendre seulement sur la peau n'aurait aucun résultat ; il faut qu'elle y pénètre. La friction qui
doit durer quelques minutes ayant été faite, on
peut essuyer, si l'on veut, les parties qui ont été
frictionnées.

2°. Lorsque l'affection vénérienne et dartreuse
est à la tête, la friction doit être plus forte, et les
cheveux doivent être coupés assez courts, pour
qu'on puisse y porter la pommade plus facilement.

Lorsque la maladie est grave, les cheveux doivent être rasés entièrement, afin de rendre plus facile l'emploi de la pommade et de faire croître les cheveux avec plus de force.

3°. Lorsque des croûtes trop fortes recouvrent la peau et qu'elles empêchent la pommade de pénétrer sur le tissu malade, on peut appliquer, sur les croûtes endurcies, un cataplasme de farine de graine de lin à nu, jusqu'à ce qu'elles soient tombées, et user après de la pommade, de la manière déjà indiquée.

4°. Les plaies ou ulcères vénériens doivent être pansés avec de la pommade étendue sur de la charpie, de la toile fine ou du papier brouillard: Si la plaie est environnée d'une plaque dartreuse, il est nécessaire d'opérer d'abord la friction et de panser après la plaie ou l'ulcère.

5°. Lorsqu'on emploie la pommade pour combattre des douleurs vénériennes, la friction doit être faite assez fortement pour appeler la rougeur à la peau. Faite devant le feu, et surtout en hiver, elle est plus efficace, car la peau se dilate et le médicament pénètre beaucoup mieux.

6°. Lorsque cette pommade n'irrite pas trop les parties malades, *elle doit être employée pure;* mais, si pour les parties délicates telles que le visage, les organes génitaux, l'anus, elle se montrait trop active, on la mélangerait à égale quantité de pommade de concombre ou de sain-doux, et même au besoin, on l'étendrait davantage afin de la rendre moins irritante. Mais, si on peut la supporter pure, cela convient mieux et c'est ainsi qu'il faut *l'essayer d'abord*. La sensibilité de la peau varie tellement chez chaque individu, qu'il est impossible de donner à cette pommade un degré de force qui convienne toujours à tout le monde ; mais, par le mélange indiqué, on arrive au point voulu, si on ne peut l'employer pure.

7°. La friction doit être faite matin et soir, si l'affection est grave, et une fois seulement, si elle est légère.

8°. Il est nécessaire que les plaies soient pansées matin et soir ; les tumeurs et les douleurs doivent être frictionnées deux fois par jour.

9°. La friction se fait ordinairement avec la main nue ; on peut mettre un gant si on le désire.

10°. Lorsque la pommade se durcit par le froid, on peut la rendre plus liquide et plus maniable en l'approchant du feu.

Modification de l'emploi de la Pommade pour l'enfance.

Chez les enfans très jeunes, la peau étant douée de beaucoup de sensibilité, il est nécessaire de mélanger la pommade très largement avec du saindoux ou de la pommade de concombre.

On peut commencer par la mélanger à moitié ;

faire un essai, et la mélanger encore s'il est nécessaire, jusqu'à ce qu'elle puisse être supportée
sans douleur.

Si l'enfant a douze ou quinze ans, on peut essayer de l'employer pure, surtout, si la maladie
est à la tête, partie où la peau est douée de moins
de sensibilité.

DU RÉGIME

ET DE

QUELQUES RÈGLES A SUIVRE

DANS LE TRAITEMENT DES MALADIES VÉNÉRIENNES.

1° Il ne suffit pas de faire usage de la poudre végétale, du purgatif et des moyens indiqués, il faut encore se soumettre au régime suivant : se priver de café, de liqueur, d'eau-de-vie, de bière; boire le vin bien trempé, et ne boire que de l'eau pure ou sucrée si l'inflammation est vive. Le laitage, les œufs, les plantes potagères, les légumes, les fruits mûrs sont favorables. On évitera toute espèce de salaisons, ainsi que les viandes noires et faisandées, on ne fera usage que de bœuf, de mouton, de veau et de volaille; et si l'inflammation était très vive au commencement de la maladie, on devrait ne se nourrir pendant quelques jours que de lait, de légumes et de potages.

2° Les malades ne doivent pas trop se fatiguer; ils peuvent se promener et vaquer à leurs affaires pendant l'administration de ce traitement; car un exercice modéré, en favorisant la transpiration, est un moyen d'expulser le principe vénérien. Ils doivent être attentifs à se garantir des vicissitudes atmosphériques ; le froid , surtout le froid humide, peut leur être très nuisible ; ils devront sortir principalement aux heures où le soleil a le plus de force ; il éviteront la fraîcheur des nuits.

3° Les parties malades seront toujours tenues dans un très grand état de propreté. On se lavera avec de l'eau tiède si l'inflammation est vive et si on est en hiver ; l'eau sera froide en été, si l'inflam-mation n'est que légère. Des bains entiers tièdes, des bains locaux émolliens, des lavemens à l'eau de guimauve, ce sont là des moyens qui seconderont parfaitement l'emploi du traitement végétal.

4° Comme, par suite d'écoulemens, la chemise des malades est toujours remplie de matière, ce qui la durcit et excite souvent sur les parties af-fectées une action irritante, on peut obvier à cet inconvénient en plaçant sur l'ouverture du canal une boule de charpie que l'on peut changer faci-lement, qui est maintenue par l'écoulement et par la chemise qui, par ce moyen, n'est nullement tachée. Que de fois ces taches n'ont elles pas fait connaître un mal que l'on aurait voulu cacher ! Le moyen que j'indique est très facile et très commode.

5° Les malades, en se conformant avec exacti-tude aux règles que j'ai tracées dans tout ce qui a rapport aux maladies vénériennes, obtiendront assez promptement leur guérison radicale ; mais il ne faut pas croire que l'on ait atteint oe but dès que les symptômes extérieurs sont dissipés. L'expérience de tous les jours nous apprend que , malgré la disparition de ces signes apparens d'infection , il faut , si l'on veut détruire complètement le vice intérieur, continuer la poudre végétale quarante à cinquante jours dans les affections récentes , et plus longtemps dans celles qui sont anciennes. On n'a malheureusement que trop d'exemples de personnes qui , par impatience ou par d'autres motifs moins excusables encore, ayant renoncé, malgré mon avis , au dépuratif interne dès la cessation des symptômes apparens, ont été reprises , après un certain temps, par de nouveaux accidens beaucoup plus graves et plus rebelles aux moyens curatifs, et c'est plus particulièrement à la gorge qu'ils se manifestent. Il n'est pas de jour que je ne sois à même de voir des ulcères affreux qui ont détruit le voile du palais, les amygdales et profondément carié les os de la voûte palatine ; souvent de semblables désordres ne se manifestent que par un léger enrouement, une simple douleur et le mal fait de si rapides progrès, qu'on n'a pas le temps d'en arrêter les ravages, et que toutes les parties de la bouche tombent en pourriture: ma plume se refuse à retracer les déplorables images qui ont frappé mes yeux, et qui sont la triste conséquence d'une négligence trop coupable.

TRAITEMENT

DE

LA MALADIE VÉNÉRIENNE

ET

DE SES SYMPTOMES.

DE LA GONORRHÉE

OU ÉCOULEMENT DE LA VERGE.

Cette maladie, désignée sous le nom d'échauffement, de blennorrhagie, de chaudepisse, est caractérisée par un écoulement de nature glaireuse, puriforme, blanc, jaunâtre ou verdâtre, venant du vagin chez la femme, et du canal de l'urètre chez l'homme, accompagné d'un sentiment plus ou moins vif de chaleur et de cuisson douloureuse dans ce conduit, principalement lors de l'émission des urines.

La cause la plus ordinaire de cette maladie, c'est le principe vénérien qui est absorbé, pompé par la membrane muqueuse qui tapisse le canal. Cet écoulement peut encore se développer; et cela est très fréquent, après avoir eu des rapports avec une femme qui a ses règles ou des flueurs blanches âcres. Le pus qui découle d'une ulcération de la matrice, le rapprochement avec des femmes qui ont le sang chaud, âcre, qui ont des dartres, la gale ou des écrouelles, telles sont les circonstances qui peuvent encore produire cette maladie. Des individus eux-mêmes dartreux, galeux, écrouelleux, ayant ou des rhumatismes, ou la goutte, ont souvent été affectés d'écoulement pour s'être trop irrités ou fatigués avec des femmes fort saines d'ailleurs. Il est certain que, dans ce cas, l'humeur acrimonieuse du sang se porte sur les organes génitaux, et y détermine ces écoulemens qui peuvent se communiquer et qui réclament toujours le même traitement.

La gonorrhée ou chaudepisse se montre ordinairement depuis le deuxième jusqu'au huitième jours après le coït, avec une femme infectée de maladie vénérienne ou d'âcreté humorale. Quelquefois l'écoulement met quinze jours ou un mois avant de se développer, et quelquefois davantage. Lorsqu'il ne se fait pas jour au-dehors, ce qui arrive quelquefois, on est exposé à de très grands dangers. La gonorrhée ne suit pas toujours une marche simple et régulière. Dans certains cas, par exemple, elle est bénigne et indolente, au point de n'occasionner ni cuisson, ni aucun autre signe d'irritation, les malades ne s'en apercevant que par les traces qu'elle laisse sur le linge. D'autres fois, cette maladie ne

manifeste son existence que par un simple cha-
touillement; il n'y a ni douleur, ni écoulement.
Le plus souvent elle s'accompagne de symptômes
plus graves; la douleur est plus vive, elle se pro-
page tout le long du canal; la sortie des urines
ne se fait que goutte à goutte, elles présentent des
filets de sang; quelquefois le sang coule pur et
vermeil; des érections fatigantes et douloureuses
tourmentent les malades jour et nuit; les aînes et
les testicules irrités annoncent une chaudepisse
cordée. Cet état, que beaucoup d'individus, dans
le but de s'abuser, qualifient de simple échauffement, exige toujours, sans exception, l'emploi du
traitement végétal.

Quelquefois la chaudepisse est bâtarde, c'est-à-
dire, qu'au lieu d'avoir son siége dans le canal,
elle est située entre le gland et la peau de la verge
qui le recouvre; elle consiste en un écoulement
blanchâtre, jaunâtre ou verdâtre. Quel que soit le
siége de cet écoulement, le traitement est toujours
le même. (*voyez* page 62).

TRAITEMENT. Le malade se mettra de suite
à l'usage de la poudre végétale pendant vingt à
vingt-cinq jours (*voyez* page 37 la manière de s'en
servir). Tout le temps qu'il y aura de l'irritation, il
sera nécessaire de prendre cette poudre *quatre fois
par jour* au lieu de trois fois seulement, et d'a-
jouter à chaque verre une à deux cuillerées de
sirop d'orgeat, s'il y avait possibilité de le faire.
Si l'irritation est vive et qu'on soit obligé de trop

marcher, ce qu'on doit éviter autant que possible, on portera un suspensoir. On prendra quelques bains entiers, ou bien on baignera la verge dans de l'eau tiède, du lait ou de l'eau de guimauve. Chaque bain entier devra durer une heure et plus; un bain local quinze à vingt minutes. Si la chaudepisse est très douloureuse, on devra ajouter à chaque verre de poudre végétale, *six gouttes de laudanum liquide*; le pharmacien délivre cette préparation, qui devra être continuée jusqu'à ce que les fortes douleurs soient passées; et si, malgré cela, l'inflammation ne cessait pas, et que l'émission des urines fût trop douloureuse, on devrait appliquer quinze à vingt sangsues au périnée (endroit situé entre le fondement et les bourses), ou bien à la racine de la verge ou dans sa longueur. Des cataplasmes de mie de pain et d'eau appliqués à nu sur la verge, et pas trop chauds, concourent à calmer son irritation. Chez quelques sujets, cependant, ils produisent quelquefois un effet tout contraire; aussi, doit-on, dans ce cas assez rare à la vérité, ne pas les employer. Une deuxième application de sangsues est quelquefois nécessaire pour faire disparaître entièrement l'inflammation. C'est lorsqu'elle a cessé, ou du moins en très grande partie, qu'on se bornera à ne prendre la poudre que trois fois par jour, et qu'on s'occupera d'arrêter l'écoulement.

Manière de terminer les écoulemens.

Dès que l'inflammation s'est très affaiblie, qu'il

n'y a que peu ou point d'irritation, que l'écoulement tire à sa fin, et que le virus vénérien a été
combattu par la poudre végétale pendant vingt-
cinq à trente jours et quelquefois davantage selon
l'intensité de la maladie, on remédie alors à la
faiblesse locale, et on supprime entièrement l'é-
coulement par l'injection suivante, qui est à la fois
tonique et calmante, et est très propre par conséquent à faire cesser les douleurs nerveuses que l'on
ressent dans une partie plus ou moins étendue du
canal de l'urètre :

Prenez, sulfate de zinc. . . . . 40 grains.
        eau commune. . . . . 12 onces.
        laudanum liquide. . . 1 gros.
        acétate de plomb. . . 1 gros.

Pour les premières injections , on mélange
cette préparation à égale quantité d'eau pure, et
davantage si ce liquide produit des picotemens.

Au bout de trois jours, on peut essayer l'injection pure ; et si enfin la sensibilité des parties affectées ne permettait pas de l'employer ainsi, on
n'en userait que mélangée à égale quantité d'eau
pure et davantage au besoin, ainsi que je l'ai déjà
indiqué. Comme dans cette préparation, une partie des ingrédiens est sujette à se précipiter, il est
nécessaire de bien l'agiter avant de s'en servir.
Voici la manière de procéder à son emploi.

On se procure une petite seringue d'étain à canule courte et arrondie, et dont le piston joue

avec une certaine liberté. Cet instrument étant rempli, le malade qui a dû rendre par avance ses urines, s'il a besoin de pisser, applique exactement la canule dans l'ouverture du canal, tient la seringue entre le pouce et le doigt du milieu de la main droite, tandis que l'indicateur se place dans l'anneau du piston; la main gauche assujétissant la verge, et l'alongeant, il fait agir l'instrument avec lenteur, ayant soin de ne lancer que le tiers environ du liquide qu'il contient, où la moitié si la seringue est très petite. Lorsqu'il a séjourné environ une minute dans le canal, on le rejette en cessant d'en comprimer l'ouverture avec les doigts; on replace la seringue et on pousse le restant de l'injection. On remplit une seconde fois la seringue, et le liquide en est encore chassé en deux ou trois coups de piston, en laissant entre eux environ une minute d'intervalle. Cette opération, qui est très facile et sans douleur, doit se pratiquer trois fois par jour; c'est-à-dire qu'on emploiera deux seringues matin et soir et deux dans la journée, en tout six seringues par jour.

Lorsqu'enfin on est parvenu à arrêter l'écoulement par le secours des injections et de la poudre végétale qui, au commencement des injections, ne devra plus être prise que *trois fois par jour*, il est nécessaire, pour prévenir toute espèce de rechûte, de continuer encore dix à quinze jours la poudre végétale et les injections, mais alors on ne fera qu'une seule injection matin et soir, c'est-à-

dire qu'on n'emploiera qu'une seule seringue chaque fois, toujours en deux ou trois temps. Cette
continuation de traitement est indispensable, afin
d'empêcher le retour de l'écoulement, qui a une
très grande tendance à renaître sous l'influence
de la moindre irrégularité dans le régime. A dater du moment où on commencera les injections,
on devra se purger trois fois, à huit ou dix jours
d'intervalle.

Ma préférence pour les injections est fondée sur
les avantages que j'en obtiens tous les jours et sur
les inconvéniens que présentent les diverses préparations internes qu'on met généralement en
usage. Elles contiennent toujours du copahu ou
du poivre cubèbe, substances qui irritent l'estomac, les intestins, et qui le plus ordinairement
n'ont d'autre effet que de dégoûter les malades
sans aucun résultat avantageux. Ces médicamens
ne peuvent parvenir dans le canal de l'urètre où
leur action est nécessaire, qu'après avoir parcouru
toute l'organisation, et par conséquent perdu leurs
propriétés. Tandis, au contraire, que les injections sont d'un effet plus rationel, puisqu'elles
portent d'une manière facile et sans intermédiaire
le remède sur le mal.

Le reproche qu'on a fait aux injections de produire des rétrécissemens du canal de l'urètre, n'est
pas fondé, c'est une erreur grave répandue dans
le public et encore chez quelques médecins. Un
liquide poussé dans un canal ne fait que le dilater

au lieu de le rétrécir. Mais ce qui est réellement la cause des rétrécissemens du canal, c'est l'emploi, l'abus des préparations mercurielles, c'est la fréquence des écoulemens, c'est la négligence qu'on apporte quelquefois à les traiter et c'est surtout lorsqu'un écoulement se prolonge par trop, qu'il épaissit, engorge la membrane qui tapisse le canal et y détermine ces rétrécissemens auxquels les injections n'ont pas la moindre part, et que je regarde au contraire comme étant le seul moyen capable de combattre avec efficacité, ces écoulemens, qui offrent souvent une très grande ténacité.

GONORRHÉE ANCIENNE,

OU SUINTEMENT HABITUEL.

On donne communément le nom de *gonorrhée ancienne* ou *suintement habituel*, à un écoulement qui persiste après que les symptômes inflammatoires ont disparu. Cet écoulement qui vient du canal chez l'homme et du vagin chez les femmes, est tantôt purulent, épais, d'autres fois blanc et clair, très rarement jaunâtre; il n'est accompagné d'aucune ardeur ni douleur dans le canal. Cet écoulement, abandonné à la nature, continue souvent avec opiniâtreté pendant des mois et même des années, et lorsqu'il est considérable, ce qui est assez rare, il affaiblit sensiblement la constitution du malade, et surtout la faculté d'engendrer. Dans d'autres cas, cet écoulement, après avoir disparu pendant quelques jours, quelques semaines, ou même quelques mois, commence à reparaître, soit après avoir vu une femme ou après un exercice un peu violent, ou après une débauche de table. Cet écoulement qui ne se manifeste souvent que par une seule goutte le matin, a lieu quelquefois plus abondamment quand le malade va à la selle. Cette maladie tient ou à une faiblesse du canal et de la constitution en général, ou bien à un principe vénérien qui n'a pas été entièrement détruit et qui exerce encore son action non-seulement sur les organes génitaux, mais encore sur toute l'économie; car beaucoup d'affections dartreuses, d'ulcères de mauvaise nature, sont le résultat de cette infection permanente. Les enfans qui naissent de personnes affectées de semblables écoulemens, ont des maladies humorales, des dartres, des écrouelles, la teigne, le rachitisme, ils deviennent très facilement bossus.

TRAITEMENT. Le malade fera usage de la poudre trois fois par jour. Il se purgera tous les douze jours, en tout six purgatifs. Il fera des injections trois fois par jour, jusqu'à la disparition de l'écoulement; elles seront même encore continuées matin et soir seulement, pendant environ quinze jours pour empêcher le retour de cette matière et consolider l'intérieur du canal. (*Voyez* page 54 la manière de faire les injections.) La nourriture sera de bonne qualité, le vin excellent et pris avec modération. Ce traitement est en tout applicable aux femmes.

CHAUDEPISSE

TOMBÉE DANS LES BOURSES.

Le testicule *vénérien* ou la chaudepisse tombée dans les bourses, est un gonflement inflamma-toire de l'un ou des deux testicules, coïncidant avec la diminution ou la suppression totale d'un écoulement. Cet accident est assez fréquent et af-fecte plutôt le testicule gauche que le droit, on le voit parfois se porter d'un côté à l'autre. Les bains froids, l'exposition à une température froide et humide, les efforts violens, les coups, les sauts, l'escrime, les longues marches sans suspensoir, toute pression forte sur les bourses où les cordons spermatiques et beaucoup d'autres causes analo-gues, peuvent produire cet effet lorsque le canal est le siége d'un écoulement vénérien, ou même seulement *acrimonieux*.

TRAITEMENT. On remédiera à cet accident en faisant usage de la poudre végétale quatre fois par jour ; si l'irritation est très-vive, on ajoutera alors à chaque verre de poudre six *gouttes de laudanum liquide*. On posera quinze à vingt sang-sues au périnée (endroit situé entre le fondemént et les bourses) et, ce qui sera beaucoup mieux, sur le testicule même, et on appliquera des cataplasmes de mie de pain et d'eau de guimauve à nu et non entre deux linges, cataplasmes qu'on laissera cinq à six heures avant de les renouveler, et qui ne devront pas être trop chauds, car ils irriteraient les parties malades ; on les arrosera avec quarante ou cinquante gouttes de *laudanum liquide*. Après l'application des sangsues, le malade se purgera trois fois, à huit jours d'intervalle. Lorsque l'inflammation est très-légère, le repos, le régime, les cataplasmes, les purgatifs et la poudre végétale suffisent, et on peut se dispenser des sangsues. Mais avouons cependant, que tirer du sang est le moyen de faire avorter une inflammation qui est souvent bien douloureuse. Quelquefois à la suite de cette inflammation, il reste au testicule un peu d'engorgement, on le dissipe en le frictionnant, matin et soir, pendant une ou deux minutes avec gros comme une petite noisette de pommade résolutive (*Voy.* page 44) ; mais pour cela faire, il faut attendre que l'inflammation ait totalement disparu, qu'il n'y ait plus de douleur, et ce n'est environ que deux mois après la cessation des accidens, qu'il faut recourir à ce moyen.

Nota. Lorsqu'une inflammation du testicule est excessivement opiniâtre et qu'elle ne cède pas à l'emploi des moyens indiqués, il est bon d'introduire dans le canal et plusieurs fois par jour, une sonde de gomme élastique enduite d'onguent de la mère, dans le but d'y porter l'irritation et de dégager le testicule, mais je le répète, c'est le dernier moyen à employer.

CHAUDEPISSE BATARDE DU GLAND.

L'écoulement, dans ce cas, au lieu de venir du canal, vient de l'espace compris entre le gland et le prépuce (peau de la verge), sa couleur est la même, et l'inflammation, de légère qu'elle peut être, peut arriver à un très haut degré d'intensité, et se termine par des excoriations d'où sort la matière virulente que la plus légère pression rend très manifeste.

Cette affection, qui ne s'observe presque jamais que chez les individus dont le gland est habituellement couvert, survient ordinairement sans qu'il y ait écoulement par le canal, et elle reconnaît à peu près les mêmes causes que ce dernier.

TRAITEMENT. Les règles du traitement sont absolument semblables pour la chaudepisse du canal ou du gland. La poudre végétale prise quatre fois par jour, des bains entiers et locaux, au besoin des cataplasmes, des sangsues, tels sont les moyens à employer. Des injections à la guimauve, et à son défaut à l'eau pure tiède, seront faites entre le gland et le prépuce (peau de la verge), pour empêcher le croupissement de la matière vénérienne. On ne doit pas essayer de décaloter, à moins que l'inflammation ne soit passée, car ce serait accroître le mal. Mais, dès qu'on le pourra sans inconvénient, on prendra matin et soir un bain local pendant un quart-d'heure, dans la préparation indiquée page 65, mélangée à la dose d'une cuillerée à bouche par verre d'eau pure. Le malade se purgera trois fois aux époques indiquées dans le traitement de la chaudepisse du canal.

ÉCOULEMENT VÉNÉRIEN DES FEMMES.

Dans quelques cas, les symptômes de cet écoulement vénérien sont si légers, que beaucoup de femmes le regardent comme des *flueurs blanches*, auxquelles d'ailleurs beaucoup d'entre elles sont sujettes. Lorsque cette affection est récente, elle occasionne d'abord une démangeaison incommode, et plus tard un sentiment pénible de tension et de cuisson à la vulve, qui augmente sensiblement pendant l'émission des urines. Les malades éprouvent aussi beaucoup de peine à marcher et à s'asseoir, ce qui est dû à l'irritation dont il vient d'être parlé et au gonflement des parties enflammées, gonflement qui est quelquefois tel, qu'on éprouve de la peine à introduire le doigt dans le vagin. D'ailleurs, tous ces symptômes d'irritation sont encore souvent augmentés par l'âcreté de la matière de l'écoulement, qui est d'un jaune verdâtre, qui occasionne même parfois des excoriations aux grandes et petites lèvres, et jusqu'à la partie supérieure et interne des cuisses. A tous ces symptômes, se joignent quelquefois des douleurs dans la vessie, dans la matrice, dans les aînes, dans le dos et dans les reins. Lorsque la gonorrhée des femmes est accompagnée d'une violente irritation locale, il se développe quelquefois, dans l'épaisseur des grandes lèvres, un ou plusieurs abcès (dépôts), du volume d'une noix à peu près. Il n'est pas rare de voir ces sortes de tumeurs se succéder, et se développer à la lèvre saine, précisément dans le point correspondant à celui qu'occupait au côté opposé, celle qui l'a précédé. En général, ces tumeurs aboutissent presque toujours.

TRAITEMENT. Il est le même que celui employé pour les hommes : poudre végétale quatre fois par jour, des bains entiers ou des bains de siége, des cataplasmes émolliens et des sangsues entre l'anus et le fondement si l'affection est grave, des injections avec le lait, l'eau de graine de lin, de guimauve, de mauve ou de tête de pavot, pratiquées trois ou quatre fois par jour avec une seringue destinée aux femmes, produisent d'heureux résultats; l'hiver on les fera tiédir, et l'été elles seront employées à la température de l'atmosphère; des lavemens adoucissans, le repos et un régime doux, seconderont parfaitement les moyens que je viens d'indiquer. Après que les symptômes inflammatoires auront cessé et que l'écoulement aura beaucoup diminué, c'est-à-dire après vingt-cinq à trente jours de traitement, la malade sera purgée trois ou quatre fois, à huit jours d'intervalle ; il n'y aurait qu'une irritation des intestins qui pût empêcher de remplir cette indication en totalité ou du moins en partie. Souvent, dans ce cas, on se borne à un ou deux purgatifs seulement, pour combattre le peu d'écoulement qui subsiste. Après ce traitement, il sera bon d'en venir aux injections toniques ; elles se pratiquent avec une seringue à pomme d'arrosoir qui contient un verre de liquide environ ; deux seringues matin et soir seront poussées dans le vagin. A chaque verre d'eau pure et froide, ou faiblement dégourdie en hiver, on ajoutera une cuillerée à bouche de la composition suivante :

Sulfate de zinc.	1 once.
Acétate de plomb. . . .	1 once.
Vin d'opium.	4 gros.
Eau commune.	1 livre.

Ce mélange, d'une cuillerée à bouche de cette préparation, à un verre d'eau formera l'injection ; on en prendra quatre seringues par jour. Les femmes devront se coucher sur le dos pour que l'injection réussisse mieux ; elle se fera d'ailleurs comme je l'indique pour les hommes. (*Voyez* page 54).

Nota. Pendant que les femmes seront réglées, elles ne devront pas se purger, ni faire usage de l'injection ; elles s'abstiendront de ces deux moyens deux jours avant les règles ; et deux jours après leur cessation ; mais elles pourront continuer l'emploi de la poudre végétale.

ÉCOULEMENT VÉNÉRIEN DE L'ANUS.

Les deux sexes peuvent être affectés d'écoulemens vénériens par l'anus ; ils sont très souvent la suite d'une vérole ancienne qui se déclare vers cet organe ; d'autres fois, il est le résultat d'un commerce honteux.

TRAITEMENT. Les soins de propreté, des bains entiers, une purgation tous les douze jours, l'emploi de la poudre végétale quatre fois par jour et un régime doux, tels sont les moyens les plus convenables pour tarir la source de ces écoulemens. Quelquefois, ils offrent une telle ténacité, qu'il faut insister davantage sur ce traitement, et qu'il est nécessaire d'avoir recours à des injections avec une décoction de tan (écorce de chêne) ou de noix de galle, injection qui sera prise froide et trois fois par jour. Chaque seringue contiendra un verre de décoction ; et afin que ce liquide tonique puisse séjourner plus longtemps sur l'intestin, il devra être poussé doucement ; c'est le moyen d'assurer son effet.

ÉCOULEMENT VÉNÉRIEN

ET INFLAMMATOIRE DE L'OREILLE.

Il existe des exemples assez nombreux qui prouvent que la suppression d'un écoulement de la verge peut produire sur l'une ou l'autre oreille une inflammation plus ou moins violente qui attaque l'intérieur du pavillon de l'oreille ou la cavité même de cet organe. Le symptôme le plus constant de cette maladie, c'est la perte momentanée de l'ouïe du côté affecté, l'écoulement d'une matière purulente jaunâtre et des douleurs plus ou moins vives.

TRAITEMENT. Emploi de la poudre végétale à la dose de quatre cuillerées à café par jour. Application de douze à quinze sangsues derrière l'oreille ; une saignée du bras si le malade est sanguin et si l'affection est grave. Des injections à l'eau de guimauve, des cataplasmes émolliens (mie de pain et eau de mauve) appliqués à nu sur les parties. Bains de pieds avec quatre onces de farine de moutarde. Un régime doux et le repos. Le malade sera purgé tous les six jours, en tout six ou huit purgatifs. Et dans le cas où la maladie se montrerait rebelle, il faudrait passer dans le canal trois ou quatre fois par jour une sonde fine enduite de la matière qui découle de l'oreille, ou bien d'onguent de la mère : c'est le dernier moyen à employer.

OPHTHALMIE

OU INFLAMMATION VÉNÉRIENNE DES YEUX.

Elle se manifeste communément après la suppression d'une chaudepisse. Les causes les plus ordinaires de cet accident sont l'impression brusque du froid, surtout lorsque les parties génitales y sont exposées.

Quelquefois l'inflammation des yeux est le résultat d'une inoculation directe, et alors elle se développe avant que l'écoulement ait éprouvé la moindre diminution : cette inoculation a lieu lorsqu'un doigt ou tout autre corps chargé de la matière de l'écoulement ou de la suppuration d'un chancre ou d'un poulain, a été porté sur l'œil. Les symptômes qui caractérisent cet état sont l'impossibilité de supporter la lumière, le gonflement des paupières, la rougeur du blanc de l'œil, le suintement d'une matière jaune ou verdâtre. Si on ne s'empresse de combattre cet état, l'œil peut se désorganiser, et la perte de la vue est inévitable.

TRAITEMENT. Le malade prendra la poudre végétale quatre fois par jour. On bassinera l'œil ou les yeux avec de l'eau de sureau tiède et très souvent, car la propreté de ces parties est un point essentiel ; on les soustraira à l'influence du jour. Si le malade est sanguin, on lui fera une saignée du bras. On appliquera derrière chaque oreille dix à douze sangsues. Le plus souvent on peut se dispenser de la saignée et on n'a recours qu'aux sangsues. On prendra tous les jours un bain de pieds avec quatre onces de farine de moutarde, on y restera jusqu'à ce que les pieds soient très rouges, huit ou dix minutes environ. Après les sangsues, le malade sera purgé tous les quatre jours pendant cinq ou six fois. Lorsque l'inflammation aura beaucoup diminuée, après environ quinze à vingt jours de traitement, plus ou moins selon l'intensité de la maladie, on bassinera l'œil ou les yeux avec ce *collyre détersif.*

Eau de rose . . . . , 3 onces.
Eau commune, ... 2 onces.
Laudanum liquide. . . . . 20 gouttes.
Sulfate de zinc , ... 20 grains.

Si ce collyre qui doit être employé froid, piquait trop les yeux, on pourrait y ajouter égale quantité d'eau pure et davantage. Au besoin, on agitera le flacon chaque fois, afin que le mélange soit parfait.

Quand, après le traitement indiqué, il reste de la rougeur, du gonflement, de petites ulcérations aux paupières ou quelques taches sur l'œil, il faut établir un vésicatoire à la nuque, qu'on portera ensuite sur le bras du côté malade et dont la suppuration sera entretenue quelque temps encore après la guérison complète. On aura soin de se purger deux fois au moins, en même temps qu'on le laissera sécher. S'il y a gonflement des paupières, on les oindra avec la pommade indiquée page 44, s'il y a des taches sur les yeux, on usera de la poudre suivante :

Tuthie préparée . . . . 2 gros.
Sucre candi . . . . 2 gros.
Calomelas anglais . . . . . . 2 gros.
Mêlez.

Les paupières étant écartées, et une pincée de cette poudre étant placée dans un tuyau de plume, elle sera soufflée sur l'œil ou les yeux. Le malade ne devra laver ni essuyer ses yeux, immédiatement après cette opération, il ne pourra le faire que trois heures après.

Le régime sera doux et la diète assez sévère s'il y a fièvre et que la maladie soit grave : dans ce cas quelques potages suffiront. On n'en continuera pas moins jusqu'à complète guérison, la poudre végétale et le *collyre détersif*, jusqu'à cessation de l'inflammation.

Nota. Un moyen très propre à ramener l'écoulement vénérien de la verge, dont la suppression a occasionné l'inflammation des yeux, c'est d'introduire dans le canal plusieurs fois par jour, une sonde de gomme élastique assez fine et enduite de la matière que fournit l'œil enflammé. On a recours à ce moyen lorsque l'affection est grave.

DE QUELQUES AUTRES ACCIDENS

RÉSULTANS DE LA SUPPRESSION D'UN ÉCOULEMENT VÉNÉRIEN.

La matière d'un écoulement de la verge se supprimant, peut se porter sur les articulations, et ce cas est assez fréquent. Les genoux sont le plus ordinairement affectés, et deviennent le siége d'engorgemens inflammatoires. Cette maladie, qui s'observe dans les deux sexes également, attaque moins souvent les coudes, les pieds et l'articulation supérieure de la cuisse. Chez les femmes, elle affecte plus particulièrement cette dernière partie. Toutes les causes capables d'arrêter ou de diminuer notablement un écoulement vénérien, coïncidant avec la négligence apportée au traitement interne, peuvent déterminer ce transport humoral sur les articulations, lorsque celles-ci surtout y sont disposées par l'impression d'un froid vif ou de l'humidité, par des coups, d'anciennes blessures, des grandes fatigues, la goutte, le rhumatisme, les écrouelles ou d'anciennes infections vénériennes qui aient été caractérisées par des douleurs dans les os.

D'autres fois, la matière de l'écoulement se porte sur la membrane qui tapisse le nez, la bouche, la gorge, détermine, dans ces parties, de l'irritation, et donne lieu à la sécrétion d'une humeur semblable à celle qu'on rendait par les parties génitales,

Des éruptions dartreuses de la peau, des affections graves du cerveau, l'apoplexie, des aliénations mentales et la paralysie, peuvent encore être la conséquence de la suppression d'un écoulement.

TRAITEMENT. Les articulations affectées d'engorgement seront recouvertes de cataplasmes de mie de pain et d'eau, appliqués à nu; et quand l'engorgement est plus considérable et que les douleurs sont vives, on doit appliquer dix à quinze sangsues sur le point affecté, application à laquelle on est quelquefois obligé de revenir. Le malade sera purgé quatre à cinq fois, à huit jours d'intervalle, si toutefois il n'y a pas de l'irritation dans les intestins. Le malade prendra la poudre végétale quatre fois par jour.

Il est des cas où il n'y a ni douleur, ni rougeur, mais simplement gonflement, ou bien cet état succède à l'inflammation, dans cette circonstance, il est bon de frictionner ces parties avec la pommade résolutive. (*Voy.* page 44 la manière de s'en servir.)

Quand le nez ou la bouche se trouvent affectés, il faut se purger souvent; tous les quatre à cinq jours, user de la poudre végétale quatre fois par jour, se gargariser avec de l'eau de guimauve tiède, ou prendre des fumigations d'eau de sureau plusieurs fois par jour, la tête enveloppée d'une serviette.

Dans tous ces cas, il sera utile de passer plusieurs fois, dans le courant de la journée, une sonde de gomme élastique dans le canal, imbibée d'onguent de la mère, afin de l'irriter et de ramener ainsi l'écoulement vénérien vers son siége primitif.

CHANCRES OU ULCÈRES VÉNÉRIENS.

Les ulcères que produit le virus vénérien, en quelque endroit du corps qu'ils soient situés, prennent le nom d'*ulcères vénériens*, ou plus communément de *chancres*, qu'on leur a donné sans doute pour désigner leur naturel rongeur. Ils affectent le plus ordinairement le gland, l'intérieur du prépuce, l'urètre, les grandes lèvres, la bouche, les lèvres, les mamelons; mais on les voit parfois à l'anus, aux yeux, au nez, au palais, au périnée, aux bourses, aux aisselles, aux doigts, aux orteils, tous endroits où la peau est rarement très sèche.

Les chancres débutent communément par de petites taches rouges, inflammatoires, accompagnées de démangeaisons incommodes, dont le centre s'élève rapidement, devient un peu blanc, vésiculeux, transparent, et laisse échapper une matière roussâtre et corrosive. Bientôt le sommet de ce bouton se creuse, les bords se durcissent, et la surface ulcérée fournit une matière purulente, fétide et abondante. D'autres fois, l'activité du principe contagieux est si grande, que les ulcérations deviennent profondes et peuvent détruire les organes affectés, comme cela se voit souvent. Lorsqu'ils attaquent le palais ou les fosses nasales, ils

4

en carient quelquefois les os. Souvent les chancres et surtout ceux de la verge sont peu douloureux ; d'autres fois, ils sont tellement inflammatoires, qu'ils causent l'étranglement du prépuce au-devant du gland, appelé *phimosis*, et qui fait qu'on ne peut découvrir la verge ou l'étranglement derrière le gland formant un bourrelet rouge et très douloureux, appelé *paraphimosis*, qui empêche de pouvoir le recouvrir.

TRAITEMENT. Le malade sera mis à l'usage de la poudre végétale, à la dose indiquée page 37. Si les chancres sont bénins, de peu de gravité, ils seront simplement pansés matin et soir avec de la charpie fine, recouverte avec une légère couche de cérat ou de pommade de concombre. Souvent, après quelques jours de traitement, les chancres restent stationnaires, ils n'augmentent ni ne diminuent. Dans ce cas, ils devront être pansés avec la *pommade résolutive*. (*Voy*. page 44.)

Lorsque les chancres sont très inflammatoires, douloureux, le repos, le régime, des bains entiers ou locaux, dans lesquels on restera une heure matin et soir, deviendront nécessaires. Si les douleurs sont excessives, il sera utile de prendre la poudre végétale quatre fois par jour au lieu de trois, et à chaque verre on ajoutera *six gouttes de laudanum liquide*. Le malade devra se purger au début de la maladie, et puis tous les quinze jours ; en tout quatre fois environ.

Malgré les soins les plus prompts et les mieux

entendus, on n'est pas toujours assez heureux pour arrêter l'inflammation qui complique les chancres, et cela tient dans la majorité des cas, à l'irritabilité et au tempérament sanguin du malade, ou à des excès. Dans cet état de choses, la partie malade se gonfle, et il y a alors phimosis ou paraphimosis, accident qui empêche de décaloter ou de caloter, et dont j'ai parlé plus haut. Cet état mérite de prompts secours, car la gangrène peut s'emparer de l'organe malade ; dans ce cas, on appliquera quinze à vingt sangsues au périnée (endroit situé entre la verge et le fondement), on prendra des bains locaux à l'eau de guimauve, avec addition de trente gouttes de *laudanum liquide*, par verre de lotion ; ils dureront une heure, on les renouvellera souvent, l'eau devra être tiède, car si elle était trop chaude elle irriterait. La nuit et le jour, si cela est possible, des cataplasmes de mie de pain et d'eau seront appliqués sur la verge à nu et non entre deux linges ; on devra faire quelques injections à l'eau de guimauve entre le gland et le prépuce (peau qui recouvre la verge) ; celle-ci devra être tenue dressée contre le ventre, afin de favoriser le retour du sang et de diminuer l'inflammation. Il est essentiel de ne jamais appliquer les sangsues sur la partie malade, le périnée, je le répète, est l'endroit convenable ; la racine de la verge serait encore le seul endroit où on pût en permettre l'application. Chez quelques individus sanguins, on a été quelquefois obligé de pratiquer

une saignée du bras : ces cas sont assez rares.
Lorsqu'il n'y aura plus d'inflammation, les chancres
devront être pansés avec la *pommade résolutive* ;
et quelques parties de la peau que puissent occuper des ulcères ou chancres vénériens, ils seront
toujours pansés avec cette pommade s'il n'y a pas
inflammation ; car, dans le cas contraire, on userait, ainsi que je l'ai déjà dit, du cérat ou de la
pommade de concombre.

J'ajouterai que quelquefois après la cicatrisation
d'un ulcère vénérien, les bords en restent durs et
engorgés ; dans ce cas, une friction légère, faite
matin et soir sur la partie avec la pommade résolutive, en opère le dégorgement.

Quelquefois après la guérison des chancres, la
peau de la verge reste gonflée ; dans ce cas, il faut
la tremper plusieurs fois par jour dans une *disso-
lution d'alun* froide, et opérer quelques frictions
avec la pommade résolutive sur ladite partie.
D'après tout ce qui vient d'être dit, il est facile
de voir qu'on ne doit commencer le traitement
que par les moyens les plus simples, et n'arriver
aux plus énergiques que lorsque la maladie est
plus grave.

DES BUBONS OU POULAINS.

Le bubon est une grosseur formée par l'engorgement des glandes, des aines, des aisselles ou du
cou. Ils se manifestent quelquefois d'emblée, c'est-

à-dire sans qu'il y ait d'autre maladie à la verge ;
et c'est souvent peu de jours et même 24 heures
après avoir communiqué avec une femme malade,
qu'ils commencent à se développer. Cependant il est
des cas où ils ne se montrent qu'après un temps plus
long ; d'autres fois, les poulains ne se manifestent
qu'après l'apparition d'ulcères vénériens, de chau-
depisses ou de boutons rouges et humides qui affectent la verge ; d'autres fois, ils se manifestent
tout d'un coup chez des individus vérolés depuis
longtemps. Ces grosseurs se développent donc le
plus souvent par la seule influence du principe vénérien qui, après être resté plusieurs mois et quelquefois des années sans action, s'est tout d'un coup
et sans cause connue, porté sur les glandes des aisselles, des aînes, du cou ou d'autres parties du
corps ; ils sont alors la preuve d'une vérole ancienne ; on voit quelquefois ces grosseurs aux angles
de la mâchoire. Ces poulains ou bubons sont doués
de plus ou de moins de sensibilité ; aussi peut-on
les diviser en deux grandes classes : la première
comprend ceux qui sont essentiellement douloureux, accompagnés de rougeur à la peau, assez
souvent de fièvre, et qui ont une marche rapide
et une tendance évidente à la suppuration : on les
nomme avec raison *inflammatoires* ; ceux de la seconde classe se développent avec lenteur, sont peu
ou point douloureux, sans changement de couleur à la peau et suppurent fort rarement : ce sont
les *bubons indolens*. Ces derniers sont le plus sou-

vent le résultat d'une vérole ancienne, tandis que ceux inflammatoires sont fréquemment accompagnés d'écoulemens ou d'ulcérations aux parties génitales.

L'apparition du poulain est ordinairement annoncée par un sentiment de gêne, de tiraillement et de douleur à l'aîne, et que le malade attribue d'abord à des marches forcées, ou à toute autre espèce de fatigue. Mais bientôt une glande s'engorge et devient sensible, elle roule sous les doigts; bientôt après l'engorgement se communique aux parties environnantes, aux glandes voisines, la grosseur grandit, devient dure, elle gêne la marche, la peau rougit, les douleurs s'accroissent peu à peu ; elles deviennent quelquefois insupportables, une espèce de battement se fait ressentir, et un amas de pus indique que le poulain ne tardera pas à aboutir.

Quelquefois le bubon n'est accompagné d'aucune douleur, la peau conserve sa couleur ordinaire, le malade n'est pas gêné dans sa marche, les glandes roulent sous les doigts assez longtemps, et cet état peut durer plusieurs semaines, plusieurs mois, ainsi que j'ai été à même de le voir souvent; et si la suppuration a lieu, ce n'est que rarement ou fort tard. On voit cependant quelques exemples de poulains qui, après s'être montrés froids et sans douleurs, prennent tout d'un coup un caractère inflammatoire et se terminent par suppuration. Il est des cas dans lesquels de très rouges qu'ils étaient, ils deviennent blancs, se durcissent et restent longtemps dans cet état ; d'autres fois, et sans cause connue, ils disparaissent et l'humeur vénérienne se porte ailleurs.

TRAITEMENT. Si le bubon est sans douleur et nullement rouge, il faut chercher à le faire dissoudre ; à cet effet, il sera frictionné matin et soir avec la *pommade résolutive.* (Voy. page 44.) Le malade prendra la poudre végétale trois fois par jour, et se purgera tous les cinq jours pendant cinq à six fois. S'il a le corps échauffé, il prendra des lavemens à l'eau simple, et continuera la pommade et la poudre végétale jusqu'à la disparition complète de la grosseur.

Lorsque le poulain est inflammatoire, qu'il y a douleur, rougeur, qu'il y a difficulté à remuer la cuisse, et que le moindre mouvement est une douleur, on doit appliquer quinze à vingt sangsues sur la grosseur ; faire bien couler le sang, recouvrir les parties affectées de cataplasmes de mie de pain et d'eau pure ou de guimauve, appliqués à nu et non entre deux linges ; on les renouvelle toutes les six ou huit heures environ ; et on les rend plus calmans, en les arrosant *avec vingt-cinq à trente gouttes de laudanum liquide.* Quelquefois on revient aux sangsues. Le malade prendra des bains, s'il y a possibilité de le faire ; il usera des lavemens à la graine de lin. Après les sangsues, le malade se purgera, et répétera cette purgation six fois, à six jours d'intervalle ; il prendra la poudre végétale quatre fois par jour au lieu de trois, en raison de l'irritation existante. Quelquefois ces divers moyens font dissoudre le bubon ; mais plus souvent il vient à suppuration ; dans ce cas, on doit toujours continuer les cataplasmes, les purgatifs, la poudre végétale, et lorsqu'il aura percé, on le pressera légèrement matin et soir pour en faire sortir le pus ; ensuite on introduira dans la plaie de la charpie enduite de cérat pour empêcher qu'elle ne se ferme ; on pousse doucement cette charpie avec un instrument pointu, et on en introduit en assez grande quantité, car il faut éviter, je le répète, que le trou ne se bouche trop vite. On peut ouvrir les bubons avec le bistouri pour en terminer plus vite ; mais un médecin peut seul pratiquer cette opération qui n'a rien de très douloureux.

Quelquefois un bubon indolent, sans rougeur, ne peut se dissoudre ; d'autres fois, à la suite de ceux qui ont été inflammatoires et qui ont suppuré, il reste une grosseur dure qui nécessite, comme je l'ai dit, l'emploi de la pommade résolutive, toujours associée à la poudre végétale et aux purgatifs. Lorsque malgré ces moyens, ces grosseurs se montrent rebelles, on doit avoir recours à la pierre à cautère, qui, appliquée sur elles, détermine une plaie qui, pansée avec du cérat, suppure et amène le dégorgement de la partie affectée. On n'a recours à ce moyen qu'à la dernière extrémité, et encore ne doit-on l'employer qu'après l'avis du médecin.

DES BOUTONS VÉNÉRIENS.

Ces boutons, qui sont humides, plats et arrondis, surviennent ordinairement à la face interne des grandes lèvres chez les femmes, sur le gland chez les hommes, aux environs de l'anus ou fondement, et au mamelon chez les nourrices qui allaitent des enfans infectés; quelquefois ces boutons se développent sur le scrotum (enveloppe des testicules), à la face externe des grandes lèvres, à la partie supérieure interne des cuisses, au périnée et sur la peau qui recouvre la verge. Ces boutons paraissent six ou huit jours après un rapprochement impur; mais quelquefois ce n'est qu'après quinze jour ou même un mois. Ils sont ordinairement peu nombreux, ils sont d'un rouge plus ou moins foncé, surtout à leur circonférence; ils fournissent une humeur gluante qui a une odeur particulière.

TRAITEMENT. Emploi de la poudre végétale; au bout de douze jours se purger; revenir à la purgation tous les douze jours pendant trois ou quatre fois; bassiner plusieurs fois dans la journée les boutons avec de l'eau blanchie par l'*extrait de saturne*; prendre quelques bains, et frictionner les boutons avec la *pommade résolutive* s'ils résistent; tels sont les moyens à employer pour obtenir une cure radicale.

EXCROISSANCES VÉNÉRIENNES.

Ces excroissances vénériennes ou végétations, qu'on désigne sous les différens noms de *porreaux*, *verrues*, *choux-fleurs*, *condylômes* ou *crêtes-de-coq*, ont ordinairement leur siége sur le gland, à la face interne de la peau qui le recouvre, aux environs du filet; il en paraît quelquefois dans le canal de l'urètre. Chez les femmes, elles peuvent se développer sur le col de la matrice, dans l'intérieur du vagin, sur les grandes lèvres, au pourtour du canal de l'urine; on en rencontre encore parfois au périnée, à la face supérieure et interne des cuisses, près du pli de l'aîne, sur la motte, à l'anus ou fondement, dans l'intérieur de ce canal. Il n'est pas sans exemple d'en rencontrer un très grand nombre au palais, à la gorge. Plusieurs personnes et entr'autres une jeune fille en avait une quantité prodigieuse sur la langue. L'intérieur du nez peut en être affecté, ainsi que le mamelon des nourrices qui allaitent des enfans vérolés. Ces excroissances indiquent une infection vénérienne ancienne, et se manifestent plusieurs mois ou plusieurs années après avoir eu des chancres, des boutons, des écoulemens ou tout autre symptôme de la maladie vénérienne. Il n'est pas cependant sans exemple d'en voir survenir quinze jours ou un mois après un rapprochement impur. Ces diverses excroissances sont blanchâtres lorsqu'elles forment *verrues*; d'autres fois, elles sont d'un rouge semblable aux fraises, aux mûres ou framboises; dans le plus grand nombre des cas, elles sont d'un rouge vif; et lorsqu'elles sont anciennes, elles se flétrissent et se décolorent. Ces excroissances laissent échapper une matière jaunâtre, parfois sanguinolente et toujours assez fétide. Elles sont rarement douloureuses; mais cependant, dans quelques circonstances, elles acquièrent une grande sensibilité.

TRAITEMENT. Le malade se mettra à l'usage de la poudre végétale; il se purgera huit jours après avoir commencé le traitement, et se repurgera tous les quinze jours, six fois environ. Si ces excroissances se trouvent, à leur début, compliquées par un certain degré d'inflammation, et qu'il y ait surcroît de sensibilité, il est nécessaire alors, pour calmer cette irritation, d'avoir recours à des bains entiers et locaux, d'appliquer des cataplasmes à nu sur les parties affectées, de les oindre avec du cérat opiacé. Parfois même l'inflammation est assez vive pour nécessiter l'application de cinq à six sangsues sur les parties affectées; elles procurent un dégorgement sanguin essentiellement salutaire. Lorsque l'irritation, l'inflammation ont cessé, on doit avoir recours, pour détruire ces végétations, à la préparation suivante, que j'appelle *eau caustique*, et qu'on agitera avant de s'en servir :

Esprit de vin. . . . . une once et demie.
Vinaigre. . . . . une once et demie.
Sublimé corrosif. . . . . un gros.
Alun. . . . . demi-gros.
Camphre. . . . . demi-gros.
Céruse. . . . . demi-gros.

A l'aide d'un petit pinceau de charpie elles seront touchées matin et soir avec ce liquide, jusqu'à complète destruction. Si un peu d'irritation se manifestait sur les parties affectées, on discontinuerait l'usage de l'eau détersive, et on n'y reviendrait qu'au bout de quelques jours. Chez quelques individus, la peau est douée de tant de sensibilité, qu'il est nécessaire alors de mélanger deux parties de cette préparation à une d'eau pure. Si les parties affectées ne sont pas enflammées, on peut se dispenser de recourir aux cataplasmes, aux sangsues ; on peut en venir de suite à *l'eau détersive*, et les bains entiers et locaux ne se montrant alors utiles que comme moyen de propreté. Quelquefois, ce qui est assez rare et ce qui tient à une disposition particulière du malade, cette eau n'est pas assez efficace contre certaines excroissances très opiniâtres ; dans ce cas, on peut les recouvrir d'un petit plumasseau de charpie enduit de *pommade détersive* et saupoudré avec la *sabine* bien pulvérisée.

DOULEURS VÉNÉRIENNES

DANS LES CHAIRS, LES NERFS, LES TENDONS ET LES OS.

Le virus vénérien, après avoir séjourné plus ou moins longtemps dans l'économie animale, annonce souvent sa présence en attaquant les os, les chairs, les tendons et les nerfs, qui deviennent le siége de douleurs et de gonflemens plus ou moins considérables.

Les douleurs vénériennes affectent plus particulièrement les os des membres dans leur milieu ou dans leurs extrémités articulaires, ainsi que ceux de la poitrine et du crâne. Les malades sont quelquefois tellement tourmentés qu'ils ne peuvent se mouvoir en aucune manière ; toutes les régions du corps, les chairs, les tendons, les nerfs sont en proie à des douleurs atroces, qui leur rendent la vie insupportable.

Ces douleurs se déplacent facilement pour se porter vers d'autres parties externes, et même sur des organes intérieurs, où elles causent des palpitations de cœur, de vives anxiétés, des affections du foie, de l'estomac, du cerveau, du poumon, de la vessie et autres accidens plus ou moins graves. Ces douleurs ne sont pas toujours et seulement dues au virus vénérien, elles sont souvent mercurielles, et tiennent à l'abus que l'on a fait de ce métal.

Que ces douleurs soient vénériennes ou mercurielles, elles sont si légères, si vagues, si peu
senties pendant le jour, que les malades s'en
aperçoivent à peine, et se livrent, sans beaucoup
de difficulté à leurs occupations ; plusieurs même
trouvent que le mouvement et l'action du froid
tendent momentanément à effacer le peu qu'ils en
éprouvent au sortir de leur lit ; mais, aussitôt que le
soleil se cache, parfois un peu plus tard, les douleurs
commencent à s'éveiller et prennent un accroissement progressif jusque vers minuit à peu près ;
alors elles sont lancinantes, déchirantes, et font
éprouver un sentiment semblable à celui d'une
vrille qui percerait les os, ce qui arrache au malade des cris de désespoir pendant plusieurs heures.
L'aurore amène une diminution dans les souffrances, et le sommeil revient avec les premiers
rayons du soleil, instant où elles sont communément presque inaperçues. Du reste, tous les cas
ne sont pas aussi graves, et les époques où les
douleurs arrivent ordinairement peuvent beaucoup varier.

TRAITEMENT. Le malade sera mis à l'usage
de la poudre végétale qui neutralise le principe
vénérien, et expulse du sang le mercure qui peut
aussi causer les douleurs. Si elles sont vives, on ajoutera à chaque verre dix gouttes de *laudanum liquide*, et on appliquera le soir des cataplasmes émolliens à nu, arrosés avec ce même laudanum liquide,

on en met quarante, cinquante, soixante et même quatre-vingts gouttes ; il n'y a aucun inconvénient à employer ces fortes doses extérieurement. L'emploi des cataplasmes et de l'opium peut et doit être précédé par une ou deux applications de sangsues sur l'endroit même de la douleur, si la sensibilité est exaltée. Tous les matins, les parties affectées seront frictionnées avec la *pommade détersive* et assez fortement. Le soir et la journée si on le peut, on appliquera des cataplasmes avec addition d'opium.

Le malade devra se purger en commençant son traitement, et devra se repurger tous les cinq jours pendant six ou huit fois; et au bout de ce temps, il se purgera encore trois ou quatre fois à douze jours d'intervalle. Dans les cas les plus ordinaires, les sangsues et les cataplasmes sont inutiles; la poudre végétale, les purgatifs, la pommade détersive et quelquefois l'opium intérieurement suffisent, soit pour calmer les douleurs, soit pour guérir les exostoses ou gonflemens des os, et opérer une guérison radicale.

CARIE VÉNÉRIENNE.

La carie est une véritable ulcération des os, maladie dans laquelle leur tissu s'altère dans un point quelconque de leur surface, et donne lieu à la suppuration d'une matière fétide. Toutes nos parties osseuses peuvent se carier. Lorsque la carie attaque la tête, elle peut déterminer la surdité et la cécité ; elle cause souvent des cancers qui rongent le nez et le gosier. J'ai vu un individu dont l'os du bras était carié, et qui endurait les souffrances les plus déchirantes par suite de cette cruelle maladie, qui est presque toujours l'indice d'une affection vénérienne fortement invétérée, et qu'on peut quelquefois apporter en naissant.

TRAITEMENT. Les plaies qu'occasionne la carie seront pansées matin et soir avec la *pommade résolutive* dont j'ai déjà parlé. Le malade se purgera tous les quinze jours ; et usera de la poudre végétale jusqu'à complète guérison.

<hr>

ULCÈRES VÉNÉRIENS

DE LA GORGE, DE LA BOUCHE, DU NEZ, DES YEUX, DE L'ANUS ET DU VAGIN.

Ces ulcères dépendent d'une infection vénérienne répandue dans le sang. C'est quelques semaines, quelques mois et même quelques années après avoir éprouvé des accidens vénériens aux parties génitales, qu'on voit se développer à la gorge, à la bouche, aux lèvres, sur le nez ou dans son intérieur, sur le globe de l'œil ou à l'anus, des ulcères qui deviennent souvent d'une telle gravité, qu'ils peuvent compromettre l'existence des malades. Quelquefois, mais ce cas est rare, le principe vénérien a été absorbé, et a circulé longtemps dans nos humeurs, sans qu'il y ait eu maladie aux parties génitales ; et des ulcères arrivent tardivement à la gorge, à la bouche, au nez, ou aux yeux. De ces ulcères, les uns sont inflammatoires et douloureux, d'autres ne font éprouver aucune sensation pénible ; les uns sont superficiels, les autres profonds, rongeans ; ils débutent comme les chancres dont j'ai donné la description p. 73. L'apparition des ulcères du gosier est ordinairement précédée, pendant quelques jours, par un sentiment de gêne dans l'arrière bouche, que le malade prend souvent pour un mal de gorge ordinaire, de peu de durée, et produit par l'exposition au froid ; mais, quand après ce temps, la persévérance de la douleur porte à examiner la gorge, on est surpris d'y voir une ou plusieurs ulcérations. Quelquefois, cependant, il y a inflammation vénérienne sans ulcère ; sa marche est toujours chronique, la gorge est d'un rouge bleuâtre, c'est-à-dire cuivrée, et laisse suinter une humeur filante, quelquefois semblable à du fromage blanc; la nuit semble accroître la sensibilité des parties malades. La langue, les lèvres, l'intérieur des joues, les gencives, la luette et les amygdales, sont le siége le plus fréquent de ces ulcères, qui finissent quelquefois par carier les os du palais. Je possède un exemple de cette nature assez remarquable. Un conducteur de diligences avait eu plusieurs maladies vénériennes qu'il négligea; un petit ulcère se manifesta vers le fond de la gorge ; exaspéré par un régime échauffant et par l'abus des mercuriaux, il s'étendit, détruisit une partie du voile du palais ; le palais, lui-même fût promptement envahi ; et lorsque je vis ce malheureux, une partie des os de la voûte palatine était cariée, la salive et les alimens pénétraient en partie dans le nez, qui, par une ouverture assez étendue, communiquait avec la bouche. Un traitement, longtemps continué, a radicalement guéri le malade, qui n'éprouve aujourd'hui qu'un peu de difficulté dans le langage, par suite de la destruction d'une partie du voile du palais qui est cicatrisé.

Les ulcères vénériens, rendant une matière purulente et fétide, portent souvent leurs ravages sur le nez et même dans l'intérieur de cet organe; ils prennent quelquefois le caractère rongeant ; et lorsque la mort n'est point la suite d'une telle désorganisation et que l'art a pu s'opposer à de tels ravages, de larges circatrices et des traces hideuses sillonnent le visage, et produisent, aux yeux de nos semblables, une pénible et désagréable impression. D'autres fois, des ulcérations vénériennes se manifestent sur le globe de l'œil, et, lorsqu'elles sont négligées, entraînent la perte totale de cet organe.

Lorsque ces ulcères se montrent à l'anus ou fondement, ils se placent dans les plis de la peau, au rebord de cette ouverture ; ils sont longs et étroits, et le mot *gerçure* exprime mieux leur physionomie. Quelquefois ces gerçures sont peu douloureuses, superficielles, et ne rendent qu'un pus de bonne qualité; d'autres fois, profondes, douloureuses, elles rendent une matière âcre, sanguinolente, qui corrode, ulcère les parties environnantes. Elles gênent les malades au point de les empêcher de marcher, s'asseoir, monter à cheval, ni même rendre les excrémens sans souffrir. La cure de ces ulcères est toujours lente, parce que chaque garde-robe opère presque toujours un nouveau déchirement, qui retarde les progrès que pourrait avoir fait la cicatrice, depuis la précédente évacuation. D'autres fois, ces ulcérations rampent ou existent dans l'intérieur de l'intestin, où elles peuvent produire de grands ravages. Le vagin, chez les femmes, peut être tapissé de ces ulcérations, et des *cancers de la matrice* en sont souvent le funeste résultat.

TRAITEMENT. Les malades affectés d'ulcères vénériens, résultat d'ancienne vérole, se soumettront longtemps à l'usage de la poudre végétale; ils se purgeront six à huit fois, à dix jours d'intervalle. Si les ulcères sont à la gorge, au palais, dans la bouche, et s'ils sont douloureux, rouges et enflammés, on se gargarisera avec du lait tiède, de l'eau d'orge ou de guimauve. Par deux verres de liquide, on pourra ajouter une cuillerée de miel et quarante gouttes de *laudanum liquide*. Lorsque la grande irritation aura cessé, on se servira, dans la journée, de ce *gargarisme détersif* qu'on emploiera froid :

Infusion aqueuse de roses de Provins. 20 onces.

            sulfate d'alumine. . . . . 1 gros.

            miel rosat. . . . . 3 onces.

Si les ulcères n'étaient pas trop irrités, on pourrait en venir de suite à cette préparation ; mais elle semble mieux agir lorsqu'on s'est gagarisé plusieurs jours avec des liquides adoucissans.

Lorsque ces ulcères se montrent rebelles au traitement intérieur et à l'emploi des gargarismes, on doit les toucher deux ou trois fois avec la pierre infernale, en laissant deux jours de repos entre deux applications. On ne se servira pas moins du *gargarisme détersif*. On peut essayer de remplacer la pierre infernale par le chlorure d'oxide de chaux, de Labarraque, que l'on porte pur sur les ulcères à l'aide d'un pinceau de charpie.

Lorsque enfin la maladie se montre rebelle, on applique avec succès dix à quinze sangsues sous chaque mâchoire ; on prend des bains de pieds avec addition de quatre onces de farine de moutarde ; on applique un vésicatoire à la nuque (partie postérieure du cou) ; on entretient sa suppuration pendant quelque temps et on rapproche l'emploi des purgatifs. Les bains entiers, chauds, sont toujours favorables, quelque soit le degré de l'affection.

Les chancres se manifestent-ils dans le nez et y a-t-il irritation, on prendra, dans la journée, plusieurs fumigations avec l'eau de sureau bien chaude. Lorsqu'ils ne sont pas douloureux, ou que l'irritation a cessé, des injections répétées cinq à six fois par jour avec du chlorure de chaux, allongée avec huit fois son poids d'eau commune, sont un moyen convenable pour corriger l'odeur infecte qu'exhale presque toujours le pus des anciens ulcères vénériens qui siègent dans le nez. Un vésicatoire à la nuque est indiqué si le mal est opiniâtre. Lorsque les ulcérations ne sont pas très éloignées de l'orifice extérieur des narrines, on doit y porter dessus, à l'aide d'un petit pinceau, de la *pommade détersive*. Si l'ulcère est externe, le pansement doit être effectué comme je l'ai déjà dit à l'article chancres. Qu'ils soient internes ou externes, on se trouve fort bien de les toucher avec la pierre infernale comme les ulcères de la gorge.

Si les ulcères affectent le globe des yeux ou les paupières, on suivra le traitement indiqué pages 69 et 70.

Si les ulcères ont lieu à l'ouverture de l'anus, on les panse avec la *pommade détersive* étendue sur de la charpie ou du linge fin. Si l'ulcération est interne, de très longues mèches de charpie, chargées de cette même pommade, doivent être introduites dans le fondement : ce pansement a lieu matin et soir. Le malade doit prendre tous les jours les lavemens à la guimauve, afin d'entretenir la liberté du ventre. Dans ce cas, il sera né-

..cssaire de ne pas user des purgatifs, et c'est là un point très essentiel; il n'y aurait qu'une constipation très forte qui pût permettre leur emploi, et encore à des doses très minimes : deux ou trois pilules par exemple. Des bains tièdes entiers, ou de siége seulement, sont d'une grande utilité, et concourent efficacement à une guérison radicale.

Les ulcères qui surviennent aux grandes lèvres, chez les femmes, doivent être pansés avec du cérat; et s'ils ne se cicatrisent qu'avec peine, ils doivent être pansés avec la *pommade détersive*. S'ils sont internes et qu'ils soient douloureux, on fera des injections à l'eau de guimauve; plus tard, on introduira, matin et soir, de très fortes mèches de charpie enduites de pommade détersive; et dans le cas où le pus offrirait une odeur infecte, on ferait tous les jours deux ou trois injections avec l'eau chlorurée, allongée de huit fois son poids d'eau ordinaire. La malade se purgera tous les dix jours.

Quel que soit d'ailleurs le siége des ulcérations vénériennes dues à une infection ancienne, le malade n'en continuera pas moins, jusqu'à complète guérison, la poudre végétale dépurative.

CHUTE DES CHEVEUX,

CARIE DES DENTS, ALTÉRATION DES ONGLES.

La maladie vénérienne négligée cause très fréquemment la chute des cheveux, des sourcils, des cils, de la barbe ; elle carie les dents, gonfle les gencives, les ulcère, les rend saignantes et produit une odeur insupportable de la bouche. Elle altère aussi les ongles, qui deviennent secs et se cassent facilement ; d'autres fois, ils ont l'air d'avoir été jaunis par la fumée du tabac ; dans beaucoup de cas, ils deviennent spongieux, se dépolissent, et donnent à la main un aspect cadavéreux ; enfin, les ongles prennent quelquefois une couleur violacée, ils tombent, et ne se reforment qu'avec beaucoup de lenteur, pour retomber de nouveau, souvent pour ne plus renaître, à cause des ulcérations et des caries qui affectent le bout des doigts. Tous ces divers accidens peuvent être dus aussi à une acrimonie du sang, à un principe dartreux, écrouelleux, scorbutique ou rhumatismal.

TRAITEMENT. Le malade prendra la poudre végétale trois fois par jour, et se purgera tous les dix à quinze jours selon la gravité de l'affection. Si les cheveux, les cils, les sourcils et la barbe tombent, les parties où ils naissent seront frictionnées

matin et soir avec la pommade résolutive. (*Voy.*
page 44.)

Si les gencives sont affectées, on se gargarisera
avec de l'eau de guimauve tiède ; et dès que l'irritation sera passée, on se servira du gargarisme
indiqué page 92. S'il y a ulcération et puanteur
de la bouche, ces ulcérations seront touchées deux
fois par jour avec le chlorure de chaux pur, à l'aide
d'un petit pinceau. On se lavera la bouche avec
ce même chlorure de chaux, mêlé à la dose de
deux cuillerées à bouche dans un verre d'eau pure
et froide. Les ongles sont-ils altérés, des frictions
avec la pommade résolutive doivent être opérées
matin et soir sur le dessus des doigts, car c'est
aux dépends de cette peau que les ongles se forment. Les doigts sont-ils ulcérés, ils doivent être
pansés avec cette même pommade.

ENDURCISSEMENT DU TESTICULE.

Cette maladie doit très souvent son origine aux
maladies vénériennes mal guéries. Cependant des
coups, des compressions, des contusions, des secousses, des marches forcées peuvent aussi la produire. Lorsque la maladie commence et qu'elle est
à son état aigu, inflammatoire, le testicule est
très gros, la peau qui le recouvre est rouge et luisante, les douleurs sont vives, lancinantes et sou-

vent insupportables. Plus tard, lorsque tous ces symptômes ont passé, le testicule reste dur, plus gros que dans l'état naturel ; on y éprouve une pénible pesanteur, souvent une pression modérée n'y détermine que peu ou point de douleur. C'est cet état qu'on appelle *endurcissement* ou *engorgement du testicule*. Cet engorgement finit par s'accroître, alors le testicule devient bosselé, se déforme à mesure qu'il augmente de volume, et les douleurs deviennent plus vives. Le mal s'accroît de jour en jour, des élancemens fort douloureux tourmentent le malade, la tumeur perce et devient le siége d'un ulcère qui fournit une matière purulente et fétide. Le malade maigrit, son teint s'altère ; le cordon spermatique devient sensible ; des tumeurs se développent dans l'abdomen (ventre), le sujet devient souvent hydropique et périt dans un affreux épuisement. C'est cet état déplorable qu'on appelle *sarcocéle* ou *cancer du testicule*.

TRAITEMENT. Lorsque la maladie est à l'état inflammatoire, on doit, pour procéder à sa guérison, suivre la marche indiquée page 60. Lorsqu'il y a *cancer ulcéré*, il n'y a pas d'autre ressource que l'extirpation, opération horrible dont la mort est presque toujours la compagne fidèle. Aussi est-ce lorsque le testicule est à son état d'*endurcissement*, qu'il faut se hâter de le dégorger. Voici la marche à suivre : Le malade prendra la poudre végétale trois fois par jour ; matin et soir, il opérera une friction sur la partie malade avec la *pommade résolutive*. Voyez page 44, la manière de s'en servir. Si un peu d'inflammation se manifestait, on appliquerait à nu, pendant quelques jours, des cataplasmes de mie de pain et d'eau, et puis on reviendrait à la pommade. Le malade se purgera tous les dix à douze jours. Si l'endurcissement se montre opiniâtre, on devra ajouter à chaque verre cinq gouttes de *teinture d'iode ;* on augmentera tous les trois jours d'une goutte par chaque verre, et on arrivera ainsi graduellement à vingt gouttes trois fois par jour, dose à laquelle on restera jusqu'à complète guérison. Si le malade n'avait pas atteint sa quinzième année, la plus haute dose serait de quinze gouttes trois fois par jour, et de dix gouttes seulement trois foispar jour, au-dessous de l'âge de dix ans.

IMPUISSANCE, STÉRILITÉ.

L'incapacité dans le rapprochement, l'impossibilité d'exercer le coït, constituent chez l'homme l'impuissance ; l'inaptitude à féconder, à procréer, constitue la stérilité. L'impuissance et la stérilité doivent très souvent leur origine aux maladies vénériennes, et à l'emploi des préparations mercurielles. Des acrimonies dartreuses, écrouelleuses, galeuses, rhumatismales peuvent donner lieu à leur développement. Des chagrins profonds, des pertes de sang considérables, des maladies graves, un état de débilité générale, la paralysie et des excès avec les femmes peuvent flétrir les organes génitaux, et leur ravir cette force nécessaire à l'accomplissement de leur fonction. Les individus ainsi frappés de nullité deviennent faibles, pusillanimes; la vie leur est à charge, et tout se colore à leurs yeux d'une teinte sombre et mélancolique.

TRAITEMENT. Le malade prendra la poudre végétale, se purgera tous les quinze jours, et ajoutera à chaque verre de poudre dépurative, quatre cuillerées à bouche de *vin de quinquina*. Qu'il y ait des dartres aux parties génitales ou qu'il n'y en ait pas, elles devront être frictionnées matin et soir avec la *pommade résolutive*; la friction se fera sur la verge et plus particulièrement à sa racine, près du ventre, au périnée (partie située entre les bourses et le fondement). Si la faiblesse est extrême, des morceaux de glace seront appliqués sur la verge, à sa racine et au périnée; on les y laissera fondre. Le malade prendra des bains froids en été; en hiver, les organes génitaux seront plongés dans de l'eau froide, de l'eau de puits; elle sera renouvelée, car devenue chaude, elle ne produirait pas l'effet tonique que l'on cherche à obtenir. Des frictions sèches sur tout le corps, à l'aide d'une brosse douce, tendraient sympathiquement, à ranimer la vie de ces organes.

RÉTENTION D'URINES.

La suppression complète ou incomplète des

urines, l'envie fréquente de les rendre, accompagnée d'efforts inutiles, de douleurs vives dans la partie inférieure du bas ventre et des reins ; de la chaleur dans le canal, une pesanteur au fondement et au périnée, le plus souvent de la fièvre, une soif interne et une pénible anxiété, tels sont les symptômes les plus ordinaires qui constituent ce qu'on appelle *rétention d'urines*.

Une inflammation violente dans quelque endroit du canal de l'urètre ou dans le col de la vessie, occasionnée par le luxe de la table, par l'abus du vin ou de la bierre, par des exercices violens, par l'acte vénérien trop souvent répété, par le froid aux pieds, par la suppression de la transpiration, par une acrimonie du sang, ou le plus fréquemment déterminée par une *chaudepisse* très inflammatoire, développent cet accident. Ajoutons qu'un état nerveux de ces parties, des petites pierres ou des graviers arrêtés dans les voies urinaires, des caillots de sang retenus dans la vessie, la suppression d'hémorroïdes, et le *rétrécissement du canal de l'urètre*, sont encore des causes de cet état, auquel il faut promptement porter remède.

TRAITEMENT. On doit avoir pour but, dans cette circonstance, d'enlever promptement l'inflammation et de procurer la sortie des urines ; à cet effet, le malade sera plongé dans un bain, il y restera plusieurs heures ; il usera de lavemens adoucissans, et prendra d'heure en heure deux cuillerées de la potion indiquée à la fin de ce chapitre. Si le malade n'urinait pas, on appliquerait vingt-cinq sangsues au périnée; des cataplasmes seraient placés sur la partie inférieure du bas-ventre (région de la vessie). Pour le désaltérer, on lui permettrait de sucer quelques tranches d'oranges seulement, car s'il usait de la poudre végétale ou de quelque autre tisane dans cette période de la maladie, ce serait l'exposer à de grands dangers par l'augmentation d'urines qu'elles procureraient, qui, s'accumulant dans la vessie et ne pouvant en sortir, en augmenterait le volume, l'inflammation, et ne feraient qu'accroître les accidens que l'on veut combattre. En place d'orange, le malade pourrait aussi, pour se désaltérer, prendre seulement quelques cuillerées d'eau de grosseille, de citron ou d'orange.

Lorsque, malgré les soins les mieux administrés, le malade ne peur uriner, et que la vessie, affaiblie et trop distendue, n'a plus le ressort nécessaire pour l'expulsion des urines, il faut tenter *l'introduction d'une sonde de gomme élastique creuse, et à œil.* Aussitôt qu'on a pénétré dans la vessie, le malade rend ses urines qui s'échappent par le canal de la sonde, et un prompt soulagement en est la suite.

Au chapitre suivant, j'indiquerai la manière de pratiquer cette opération.

Potion camphrée pour faciliter les urines.

Camphre...................... 20 grains.
Gomme arabique............. 1 gros.
Laudanum de Rousseau...... 15 gouttes.
Sirop de capillaire............ 1 once.
Eau de tilleul................ 4 onces.
Deux cuillerées toutes les heures.

Nota. Vingt-quatre heures après avoir uriné, le malade fera usage de la poudre végétale trois fois par jour, et quatre fois s'il y a chaudepisse.

DES RÉTRÉCISSEMENS

DU CANAL DE L'URÈTRE.

Par ce mot de rétrécissement, on désigne une affection du canal, qui a pour effet ordinaire de rendre la sortie des urines plus ou moins difficile. Ces rétrécissemens peuvent être *passagers*, c'est lorsqu'ils sont spasmodiques ou inflammatoires. Ils sont produits, chez les gens irritables, par des excès de table, par l'abus des femmes ou de la masturbation, par une chaudepisse très inflammatoire. Ils peuvent dépendre d'une affection dartreuse, rhumatismale ou goutteuse. On a vu quelques individus sujets à la goutte, présenter à chaque nouvel accès les symptômes qui caractérisent un rétrécissement inflammatoire ; et dès que les douleurs goutteuses et le gonflement quittaient les articulations, la difficulté d'uriner cessait.

Ces rétrécissemens sont *permanens*, lorsqu'ils sont dûs à un engorgement, un épaississement de la membrane qui tapisse le canal, et à l'endurcissement de la glande *prostate* qui entoure le col de la vessie, et qui, lorsqu'elle est malade, fait plus ou moins saillie au périnée (endroit situé entre les bourses et le fondement). Ces rétrécissemens succèdent le plus souvent à des écoulemens lorsqu'ils ont été mal traités, qu'ils ont duré trop long-temps, et ont été entretenus et fréquemment exaspérés par des écarts de régime. Une contusion, une chute sur le périnée, des excès de femmes et de table, les fatigues de l'équitation, peuvent donner lieu à leur développement.

Lorsqu'il existe un rétrécissement peu considérable du canal de l'urètre, l'urine sort par un jet délié, plus court qu'à l'ordinaire, souvent bifurqué; ce jet s'interrompt quelquefois. La sortie de l'urine se fait avec lenteur; elle est accompagnée d'un sentiment de cuisson dans le canal, de pesanteur dans le périnée et dans le bas-ventre. Ces symptômes éveillent ordinairement l'attention des malades qui ne font dater leur maladie que du moment de leur apparition, et cependant le mal existe depuis longtemps, et ses progrès n'ont été qu'insensibles. Si on ne lui oppose pas les secours de l'art, ils s'aggravent; l'urine sort par plusieurs jets comme d'un arrosoir; le mal empire encore; le malade n'urine que goutte à goutte; la vessie se distend, perd de son ressort et ne peut plus chasser le liquide qu'elle contient ; les douleurs deviennent vives, cuisantes ; le malade se fatigue en vains efforts ; différentes parties des organes génitaux s'enflamment, s'infiltrent d'urine, et des dépôts fistuleux en sont la suite. Lorsque le mal s'aggrave encore, les reins éprouvent de très vives douleurs, s'enflamment, suppurent, et tous ces désordres se terminent par une mort douloureuse.

TRAITEMENT. S'il y a inflammation, douleur, impossibilité totale d'uriner, le traitement est celui que j'ai indiqué au chapître précédent, qui traite de la rétention d'urines. S'il n'y a que difficulté d'uriner par suite d'obstacles qui existent dans une plus ou moins grande étendue du canal, il faut avoir recours à l'emploi des sondes qui ont pour objet de le dilater.

Deux méthodes sont employées pour combattre les rétrécissemens du canal de l'urètre. La première consiste à *dilater* par des bougies graduées ; la deuxième, à *cautériser* à l'aide de la pierre infernale. La première de ces méthodes est la plus ancienne et celle qui compte le plus de partisans, parce qu'elle est la plus douce, la plus facile et qu'elle est à l'abri de tout inconvénient. Des bougies en gomme élastique (1), douces, souples,

(1) Les douze bougies graduées convenablement, et préparées par un nouveau procédé, sont du prix de 60 fr. Le plus souvent un seul assortiment suffit. On devra m'écrire directement pour se les procurer.

flexibles, droites et coniques, suffisent pour détruire les plus grands obstacles, lorsque le malade,
qui a l'avantage de pouvoir se soigner lui-même,
veut mettre de la persévérance dans le traitement à
suivre. La deuxième méthode par *cautérisation*, que
j'ai vu cependant quelquefois réussir, est entourée de
tant de dangers, que je me ferais un cas de cons-
cience de la conseiller. Il n'y a qu'une circonstance où elle doive être employée, c'est lorsque le
canal est presque ou entièrement bouché; dans ce
cas, il faut cautériser, mais le juste nécessaire pour
obtenir le passage d'une sonde, moyen qui doit
continuer et terminer la cure. La cautérisation est
une opération douloureuse, suivie quelquefois
d'inflammation violente et de mort, ainsi que le
docteur Blanc et plusieurs autres médecins l'ont
prouvé. D'ailleurs, lors même qu'on pourrait brûler
les rétrécissemens sans inconvénient, la cicatrice
qui serait le résultat de cette brûlure, serait ru-
gueuse, inégale, et laisserait des brides qui seraient encore un obstacle à la sortie de l'urine.
En résumé, les ouvertures du canal sont quelquefois tellement étroites, que l'instrument des-
tiné à porter la pierre infernale ne peut pas y pénétrer, tandis qu'une bougie pénétrera partout
où cet instrument peut passer. Quel serait donc
l'avantage de la cautérisation, puisque partout où
elle est applicable, les bougies peuvent en tenir
lieu. Ces argumens n'ont pu être réfutés victo-
rieusement, et ne pouvaient l'être par les parti-

sans de la cautérisation. Sans doute que les inven-
tions d'Arnott et de Ducamp sont ingénieuses,
mais je doute qu'elles puissent se conserver dans
la pratique. Les bougies permettent d'atteindre
constamment le même but que leurs instrumens,
et méritent, par leur simplicité, la préférence
qu'elles conserveront probablement toujours. Et
puisque je rejette la cautérisation, pour donner
la préférence aux bougies, préférence appuyée
sur de nombreuses observations, il me reste à indiquer la manière de s'en servir.

Manière d'employer les Bougies.

Pour pratiquer cette opération, le malade peut
rester debout, s'asseoir, ou se placer sur son lit,
couché sur le dos et les jambes fléchies sur les
cuisses. Il n'y a pas de position fixe, la plus commode pour lui, est la meilleure. La verge est tenue
de la main gauche et un peu relevée, et la bougie
est poussée de la main droite ; on a soin d'abord
de l'oindre avec du beurre ou de l'huile, afin
qu'elle puisse glisser plus facilement ; on l'intro-
druit dans l'ouverture du canal, on la pousse doucement et on la fait tourner dans ses doigts comme
une vis, afin de faciliter son introduction ; il est
bon de tenir la verge assez tendue, afin d'effacer
les plis qui existent dans le canal et qui accroche-
rait le bec de la sonde. On la pousse, dis-je, tout
doucement, et s'il se trouve quelque légère résistance, on la retire de quelques lignes et on la fait

tourner entre ses doigts comme un axe, en conti-
nuant de la pousser près de l'obstacle. Enfin, on
entre dans le rétrécissement, ce qu'il est facile de
constater, car en ne voulant plus avancer, la sonde
ne tend plus à ressortir et se trouve comme comprimée
par sa pointe. On peut être certain du contraire
tant qu'elle ressort, et dès qu'en cessant de la
maintenir elle n'offre pas de résistance à la main
qui veut la retirer ; l'habitude indique assez facilement la différence qui existe entre la bougie *en-
gagée dans le rétrécissement* et celle qui n'est
qu'*arrêtée par un obstacle momentané*. Si en cher-
chant à faire entrer la sonde, le canal paraît trop
irrité ou trop douloureux, s'il saigne en abondance ou se contracte spasmodiquement, on doit
suspendre toute manœuvre pour y revenir plus
tard ; dès que les accidens seront calmés, l'inutilité
d'une première tentative ne dit rien pour la seconde. Mille particularités, que l'habitude seule
apprend à distinguer, peuvent s'opposer à un succès d'abord et le permettre après. On doit commencer par se servir des bougies les plus fines, le
n° 1, pour arriver aux numéros les plus élevés ; il
y a quelques numéros doubles, parce qu'il est des
grosseurs dont on se sert plus longtemps. On en
prend d'un peu plus volumineuses (n° au-dessus),
toutes les fois que la dernière sonde commence à
cheminer, à pénétrer librement dans le canal ; et
enfin, on arrive insensiblement à employer les numéros qui remplissent toute l'ouverture du canal

de l'urètre. Ce n'est que lorsqu'on emploie les plus grosses bougies, qu'il est nécessaire de les courber légèrement pour faciliter leur introduction. Les petites bougies entrent mieux employées droites ; elles sont tellement souples qu'elles prennent elles-mêmes la courbure convenable. Enfin, je suppose que la bougie a franchi l'obstacle, le *rétrécissement*, il faut la fixer, et pour cela faire, on la replie à angle droit dans l'étendue d'un pouce ou demi pouce environ, et on coiffe le tout d'une bande de toile qui doit être suffisamment serrée pour maintenir la sonde dans le canal.

Le temps qu'il convient de laisser les bougies dans le canal varie selon une infinité de circonstances, selon que le canal est plus ou moins irritable ou sensible, qu'il est plus ou moins malade, que le rétrécissement est plus ou moins ancien, plus ou moins prononcé. Dans le commencement, la bougie sera gardée un quart d'heure matin et soir, et le moins demi-heure chaque fois. Chaque jour que la bougie est introduite et qu'on s'y habitue, on doit la laisser davantage, et enfin finir par la garder deux ou trois heures matin et soir, mais bien rarement plus longtemps, à moins d'un rétrécissement plus considérable.

J'ai trouvé que ce temps suffit généralement (à part quelques cas particuliers) pour obtenir une guérison radicale et sûre, quoique un peu plus lente. Depuis un grand nombres d'années, j'ai abandonné entièrement la méthode de laisser les bougies pendant dix ou douze heures , ou même toute la nuit , comme on le conseille généralement pour obtenir une guérison plus prompte. Outre leur incommodité à laquelle on expose le malade par cette méthode forcée , il arrive souvent que quelques semaines ou que quelques mois après , le rétrécissement et ses suites fâcheuses reviennent et obligent le malade d'avoir recours à un nouveau traitement ; au lieu qu'en traitant cette affection plus lentement et plus graduellement comme je viens de l'indiquer , on n'a pas lieu de craindre une rechute semblable , et le malade peut , pendant que le traitement dure , vaquer à ses affaires comme s'il était bien portant.

L'intervalle de chaque application ne peut avoir rien de fixe. On est quelquefois forcé , dans le commencement, d'attendre deux ou trois jours , tandis que dans d'autres cas, on s'y habitue si rapidement qu'on peut y revenir le lendemain et tous les jours jusqu'à complète guérison , qu'on apprécie assez facilement par la libre sortie des urines et la cessation de l'obstacle.

Il n'est pas nécessaire que la bougie soit enfoncée dans la vessie , parce qu'il en résulterait des envies fréquentes d'uriner ; il suffit qu'elle dépasse un peu le rétrécissement , ensuite on la laisse en place , en ne l'ôtant que lorsque le malade a besoin d'uriner , et on peut même la laisser alors , si l'émission de l'urine est possible malgré la présence de l'instrument dans le canal. Cette émission s'effectue alors entre la bougie et le canal. Dans chaque assortiment de bougies, il y a une de grosseur moyenne qui porte des yeux à son bec ; on s'en sert comme des autres, et elle a l'avantage, dans le cas où on ne pourrait pas uriner, d'aider à l'évacuation des urines, qui des yeux s'échapperaient par le canal de la bougie ; et lorsqu'on est arrivé à se servir de cette sonde à *œil*, on peut pisser sans la retirer.

La difficulté d'uriner ne vient pas seulement du canal de l'urètre : la *glande prostate*, qui entoure le col de la vessie et qui correspond au périnée (endroit situé entre les bourses et le fondement), s'oppose quelquefois, par son engorgement et sa dureté, à l'émission facile des urines. Dans ce cas, il y a le plus ordinairement écoulement de matière jaunâtre, parfois teinte de sang ; et le moindre excès dans le régime, l'impression subite du froid, l'abus du coït peuvent donner à l'engorgement un nouvel accroissement, amener une inflammation dans la partie, d'où peut résulter la rétention complète des urines. Dès-lors les règles de traitement rentrent dans ce qui a été dit au chapitre précédent, qui traite de la *rétention d'urines*. La cure de ce rétrécissement de la *glande prostate* sans inflammation, mais avec engorgement seulement, doit s'opérer par l'emploi des bougies de la manière indiquée. Il est bien entendu qu'alors les bougies doivent pénétrer aussi profondément que possible, et qu'elles doivent traverser cette espèce de saillie que la glande engorgée forme quelquefois au périnée, endroit où on devra appliquer quelques sangsues avant d'user des bougies ; leur effet sera parfaitement secondé par l'emploi de la poudre végétale prise quatre fois par jour, par un purgatif tous les quinze jours et par des bains tièdes pris très fréquemment.

Je me résume et crois devoir me répéter pour être mieux compris :

1° Pour faire passer une bougie à travers un rétrécissement, il faut la pousser légèrement, l'avancer doucement, la ramener à soi, en varier l'inclinaison, la tourner entre les doigts, et pour en favoriser le passage dans la glande prostate ou dans la vessie, si nécessité il y a, appuyer le doigt sur le périnée et pancher la verge légèrement en avant.

2° S'il y a possibilité de le faire sans grande douleur, on passera dans le canal des bougies tous les jours, matin et soir ; si ce ne peut être en commençant, du moins plus tard. On les laissera tous les jours séjourner, matin et soir, demi-heure le moins et trois ou quatre heures le plus. Tout cela tient à la sensibilité des parties, à la force de l'obstacle.

3° On commencera par les plus petites bougies et on arrivera insensiblement aux plus grosses, c'est-à-dire du numéro 1 aux numéros plus forts. On les oindra avant de s'en servir avec de l'huile ou du beurre ; on les nétoiera avec de l'eau après s'en être servi. On reste souvent 8, 10, 12, 15, 20 jours au même numéro. Le malade seul peut juger s'il y a possibilité d'introduire de plus fortes bougies ; il doit le faire le plus tôt possible , car plus il dilate le canal , plus il approche de la guérison.

4° Pour uriner , il faut retirer la bougie , excepté celle qui a des yeux. Il en est une grosse, conique, qui dilate d'autant plus qu'on l'enfonce. Il suffit de la retirer de quelques lignes pour pouvoir pisser.

5° Un peu de malaise, de la faiblesse, le gonflement des testicules , et d'autres légères affections du canal qui se manifestent quelquefois par suite de l'emploi des bougies, ne doivent pas nous inquiéter , car ils disparaissent dès que le malade s'est habitué à leur usage ; d'ailleurs, des bains entiers et l'usage de la poudre calment bientôt l'irritation développée.

6° Tous les jours, matin et soir, la verge sera frictionnée avec la pommade résolutive. Cette friction aura lieu au périnée , si la *prostate* est engorgée. Le malade se purgera tous les quinze jours, prendra souvent des lavemens pour se tenir le corps libre, et usera de la poudre végétale quatre fois par jour ; car uriner beaucoup, effet que produit la poudre, est déjà un moyen de dilatation.

7° Le régime sera doux ; et comme on observe que tous les malades affectés d'obstruction dans le canal de l'urètre , se trouvent constamment mieux en été qu'en hiver, et pendant les vents du sud ou d'ouest que pendant ceux du nord ou d'est, il est essentiel qu'ils soient toujours assez couverts.

pour ne pas avoir froid ; la chaleur leur est essentiellement nécessaire.

8° Les fistules urinaires, qui ne sont que des ulcères profonds, qui se manifestent à la verge, au périnée ou aux bourses, et à travers desquels s'échappe l'urine, se traitent également par la poudre végétale, les purgatifs et les sondes que l'on garde alors *à demeure*, afin d'empêcher que l'urine ne s'échappe sans cesse par les ulcères. Les bougies dont on doit se servir dans ce cas, doivent être à œil, afin que l'urine puisse passer dans leur cavité. Elles doivent remplir exactement le canal, et ont besoin d'être changées tous les huit jours, afin qu'elles ne s'encroûtent pas des sels de l'urine, ce qui les rendrait friables et susceptibles de se briser dans la vessie. Les ulcères fistuleux doivent être pansés matin et soir avec la *pommade résolutive* étendue sur du linge ou de la charpie ; ils doivent être touchés tous les deux ou trois jours avec la pierre infernale, pour détruire leurs bords endurcis et hâter les progrès de la cicatrisation.

9° Ce que je viens de dire sur l'usage des bougies et sur la manière graduée de les employer dans les rétrécissemens du canal de l'urètre, s'applique également aux rétrécissemens du vagin, auxquels les femmes sont quelquefois sujettes après des ulcères qui ont formé des brides, ainsi qu'aux rétrécissemens de même nature qui arrivent quelquefois à l'anus. On empêche le retour des rétrécissemens du vagin, en portant un pessaire en gomme élastique.

Telle est la marche à suivre pour obtenir la guérison radicale des rétrécissemens du canal de l'urètre. Ce traitement varie pour sa longueur selon que le malade est plus ou moins irritable et que son affection est grave; il ne se termine ordinairement qu'au bout de trois ou quatre mois. J'ai acquis la conviction, par un grand nombre de faits, qu'on peut arriver à de grandes améliorations en vingt-cinq ou trente jours. Mais je le répète, il faut insister longtemps sur ce traitement; et lorsque la guérison est radicale, il n'est pas moins nécessaire que le malade passe de temps en temps une bougie dans le canal, et se soumette à l'usage de la poudre végétale, pour empêcher toute espèce de récidive.

FLUEURS BLANCHES.

Il n'est pas de maladie qui mine davantage la santé des femmes que la leucorrhée ou flueurs blanches. Elle se manifeste par un écoulement plus ou moins abondant, variable en couleur, en consistance et en qualité; tantôt blanchâtre, cette matière devient jaune ou verte; des douleurs et des démangeaisons se manifestent aux parties affectées, et l'ulcère de la matrice est souvent le résultat de cet écoulement purulent. Les malades éprouvent des tiraillemens habituels de l'estomac; les fonctions digestives une fois dérangées, il en résulte la faiblesse dans les membres, la paresse, la pâleur, la bouffissure de la face, qui se couvre quelquefois de petits boutons blancs; les yeux se cernent, il y a une certaine langueur dans les regards; le corps maigrit, les jambes s'enflent, la tête est fréquemment pesante; il y a des éblouissemens, des syncopes; on est essoufflé par le moindre exercice, le pouls est petit et on est très sensible à l'impression du froid. Lorsque le mal est grave, il y a un éloignement pour tous les plaisirs, tristesse profonde et dégoût de l'existence.

De jeunes filles portent quelquefois en naissant une semblable affection, funeste héritage transmis avec le sang qui leur donna la vie ! C'est dans ce cas que la maladie est grave et qu'elle nécessite un traitement longtemps continué.

Les flueurs blanches sont souvent occasionnées par le dérangement des menstrues, par l'abus du coït, par la suppression de la transpiration. Un principe dartreux, écrouelleux, galeux ou vénérien, surtout lorsqu'il a dégénéré, est souvent la source de cette affection. Elles sont encore produites par une vie sédentaire, par un lait répandu, par des exercices trop pénibles, par des excès dans le régime, par l'abus d'eaux minérales, par la suppression des menstrues et des hémorroïdes; en un mot, par toutes les causes capables de produire une âcreté dans le sang.

TRAITEMENT. Si cette maladie est accompagnée d'une vive irritation, il sera nécessaire d'appliquer quinze à vingt sangsues autour des parties génitales ou bien sur le bas-ventre. Si on a lieu de supposer qu'il y a inflammation à l'estomac, ce que la rougeur des bords de la langue dénote assez, et ce que confirment encore davantage le besoin de boire souvent et la chaleur dans la paume des mains ; dans ce cas, dis-je, on appliquera vingt-cinq sangsues au creux de l'estomac. S'il n'y a pas inflammation, on se dispensera de tirer du sang ; toutefois, on prendra la poudre végétale aux doses indiquées. On se purgera tous les dix jours, et lorsqu'on ira mieux, on éloignera davantage l'emploi des purgatifs. On prendra quelques bains, des lavemens à la graine de lin ; et après deux mois de traitement, pendant lesquels on se sera dépuré le sang, soit par la poudre végétale, soit par les purgatifs, on usera des injections qui ont pour objet d'arrêter l'écoulement en fortifiant le vagin, siége de cette maladie. (*Voyez* pages 63 et 65 la manière de les faire.) Je dois faire observer que les flueurs blanches ont une très grande tendance à renaître ; aussi doit-on insister longtemps sur l'emploi de la poudre dépurative et des injections. Un purgatif, de loin en loin, peut alors suffire pour s'opposer à la constipation, qui accompagne et accroît souvent l'intensité de cette maladie. Respirer un air pur, celui de la campagne lorsqu'on le pourra, se préserver de

l'humidité, porter une ceinture de flanelle ; s'é-
loigner de toute cause excitante, soit morale, soit
physique, soit alimentaire, c'est compléter le traitement d'un mal dont les femmes ne sauraient trop
vîte se débarrasser, tant les résultats en sont funestes.

MALADIES VÉNÉRIENNES DÉGUISÉES.

Il est des sujets qui, ayant eu des maladies vénériennes, se croient radicalement guéris , parce
que les symptômes externes s'en sont promptement
dissipés. Il en est d'autres qui, après un funeste
rapprochement, recèlent dans leur sang et à leur
insu, ce principe corrupteur qui ne se fait point jour
vers les organes génitaux, et qui, sous un masque
insidieux, produit souvent les plus grands ravages
dans toute l'économie. Aux pages 3 et 4, j'ai relaté
les signes qui peuvent faire croire à la contagion
du mal vénérien. Les maladies principales qui peuvent devoir leur origine à ce principe, lors même
qu'on est souvent bien loin de s'en douter, sont :

1° Des ulcères de la bouche, de la langue, du
voile du palais, des amygdales, ainsi que des maux
de gorge.

2° La sécheresse et le gonflement de la membrane prétuitaire qui tapisse l'intérieur du nez ,
ou bien des croûtes qui s'y forment de temps en
temps, état qui gêne la respiration, et produit une
odeur désagréable.

3° Des maux de tête violens et souvent affreux des douleurs violentes dans différentes parties du corps, ressemblant souvent aux douleurs rhumatismales ou goutteuses, des douleurs vagues dans les os.

4° L'amaigrissement général du corps sans cause apparente; d'autres fois, toux sèche et fièvre lente, obstruction du foie, épilepsie et apoplexie.

5° Impuissance ou manque de désir vénérien sans cause évidente, difficulté d'uriner; d'autres fois, abondance d'urine, chaleur dans le canal.

6° Lassitude générale, insomnie, agitation, fièvre intermittente.

7° Teint maladif et les yeux cernés, physionomie abattue et harassée.

8° Enfin, il n'est pas de maladie que le principe vénérien ne puisse produire; qu'il se porte sur le cerveau, le poumon, le cou, le foie, l'estomac, les reins, la vessie, il produit dans ces organes, des indurations, des engorgemens, des ulcérations funestes. Que le système nerveux soit en proie aux ravages, de ce *venin destructeur*; aussitôt le médecin devient le témoin des phénomènes les plus bizarres; ce sont des convulsions, des palpitations, des sensations extraordinaires; on ressent tour à tour une chaleur brûlante et un froid glacial; d'autres fois, la pensée est en proie aux plus singulières hallucinations et se revêt des idées les plus sombres et les plus mélancoliques.

DES DARTRES.

1° Les dartres sont des irritations, des inflammations de la peau, entretenues par une acrimonie intérieure. Elles affectent presque toujours une marche lente et chronique, n'ont que très rarement leur période de décroissement, mais, au contraire, acquièrent une intensité d'autant plus grande, qu'elles s'éloignent davantage de l'époque où elles ont pris naissance. Lorsqu'elles commencent à se manifester, on aperçoit sur la peau un assemblage de petits boutons rouges, abondans, épars ou réunis, dont l'apparition est annoncée par un sentiment de tension très incommode, ou par une démangeaison plus ou moins violente.

2° Bientôt ces boutons, d'où suinte une humeur âcre, se convertissent en légères écailles farineuses, ou en larges exfoliations épidermoïques ; quelquefois ce sont des croûtes épaisses, jaunâtres, verdâtres, qui affectent différentes formes et couvrent le siége du mal. Quelquefois aussi la matière de la suppuration agit sur la peau en la corrodant. Tantôt ce sont des taches jaunes, brunes, safranées ou noirâtres ; tantôt des écailles dures, des pustules tuberculeuses, des gerçures énormes, des végétations meurtrières, qui creusent, rongent et consument nos tégumens, comme ces insectes avides qui dévorent l'écorce des arbres. Dans d'autres cas, ce sont des ulcères horribles d'où s'échappe une humeur brûlante et corrosive. De combien de genres de dégradations l'enveloppe cutanée n'est-elle pas susceptible !

3° Les dartres se dessinent ordinairement sur la peau par des plaques ou éruptions arrondies ; elles affectent souvent différentes formes bizarres, propres à étonner les observateurs. Elles s'étendent en exécutant une sorte de mouvement de reptation sur la périphérie du corps vivant, et leur marche sinueuse a quelque analogie avec celle des reptiles.

4° Quoiqu'elles puissent atteindre indistinctement toutes les parties de nos tégumens, cependant elles ont cela de particulier, que chaque espèce paraît occuper une partie plutôt qu'une autre : ainsi la *dartre farineuse* se déclare généralement sur les endroits de la peau qui sont d'un tissu ferme et serré, au voisinage des aponévroses ; de là vient qu'on la rencontre quelquefois sur le cuir chevelu. La *dartre écailleuse* se déclare le plus souvent aux oreilles, au nez, aux mamelons, à l'anus, au périnée, à la partie interne des cuisses, aux parties génitales. La *dartre croûteuse* se manifeste ordinairement sur le milieu de la joue, et même sur les deux, dans les points correspondans au réseau capillaire qui les colore. La *dartre rongeante* dévore les lèvres, les ailes du nez. La *dartre bou-*

tonneuse tourmente le menton , le front , le derrière des épaules ; enfin , chacune d'elles semble
affectionner davantage telle ou telle partie de la
peau , et je ne doute pas que ce ne soit à sa texture plus ou moins serrée, plus ou moins délicate,
que sont dues les formes particulières qu'affecte
chaque espèce de dartres.

5° Héréditaires dans les familles , les dartres se
transmettent de génération en génération et per-
pétuent ainsi leur existence. Lors même qu'on en
porte le germe en naissant , souvent on les voit ne
se développer qu'à l'âge de trente ou quarante ans,
d'autres fois à une époque plus reculée de la vie.

6° Les dartres ne diffèrent pas de la *lèpre* ; elles
n'en sont que les premiers degrés : une affection
dartreuse , fortement invétérée , envahissant une
grande partie du corps, et caractérisée par une
profonde détérioration du tissu cutané, constitue
la lèpre , mal cruel dont le nom seul épouvante
l'espèce humaine !

7° Si quelquefois les dartres envahissent avec
rapidité toute la superficie de la peau , dans le plus
grand nombre des cas , elles ne se développent
que lentement , on n'aperçoit çà et là que quelques
boutons, quelques taches, quelques légères écailles,
quelques démangeaisons , et ce n'est souvent qu'à
une époque plus ou moins éloignée qu'elles s'étendent de manière à recouvrir toutes les parties du
corps, souvent même au point d'en gêner les mou-
vemens et de les rendre excessivement douloureux.

6

8° Cette maladie jette de si profondes racines, qu'à sa première apparition on doit chercher à s'en débarrasser : une dartre ne serait-elle que de la grosseur d'une lentille, elle indique déjà un vice inhérent à l'économie.

9° Le principe dartreux se présente sous des formes infiniment variées. Se porte-t-il à la peau, il donne lieu à des écailles, à des croûtes, à des boutons, à des ulcères, à des taches, à des clous, à des érysipèles, à l'engorgement des glandes. Se porte-t-il sur les organes du mouvement, il occasionne ou la goutte ou le rhumatisme ; affecté-t-il des organes intérieurs, il développe la mélancolie, des maux d'estomac, des migraines, des toux opiniâtres, des maladies des yeux, la surdité, l'anévrisme du cœur, et une infinité d'autres maladies.

10°. Souvent le principe dartreux ne fait aucune éruption à la peau. Le plus léger bouton, la plus légère écaille ne s'y fait pas remarquer, et cependant le malade est tourmenté pas d'affreuses démangeaisons, par de pénibles insomnies ; dans ce cas, un traitement plus prolongé est nécessaire, pour débarrasser l'économie de ce ferment corrupteur qui ne peut se faire jour vers la peau, et qui menace les organes intérieurs.

11° Lorsque le principe dartreux est transmis à plusieurs enfans de la même famille, chez l'un il eut attaquer la peau, chez l'autre un ou plusieurs organes intérieurs, chez le troisième souvent aucun symptôme ne se manifeste , et cependant il peut transmettre la maladie à ses enfans, lors même qu'elle ne s'était pas développée chez lui. Mais souvent une mort subite, une affection profonde du poumon, du foie, du cerveau, maladies qui le tuent, prouvent qu'ainsi que ses deux frères il avait participé à un funeste héritage.

12° Il est des personnes qui sont loin de penser qu'elles sont infectées du principe dartreux, parce qu'il ne peut se faire jour à la peau. Mais si elles sont attentives aux divers symptômes qu'elles éprouvent, tels que des douleurs des membres, des irritations d'estomac, quelques démangeaisons à la peau, des insomnies, des maux de tête, de l'amaigrissement, elles ne peuvent plus douter qu'elles ne soient en proie aux ravages de cette maladie, surtout si elles se sont trouvées dans les circonstances qui donnent lieu ou favorisent son développement.

13° Il est très fréquent de voir des enfans nés de pères dartreux ou teigneux donner dès leur naissance des signes du vice écrouelleux, et à leur tour des pères écrouelleux transmettre à leurs descendans tous les symptômes des affections dartreuses. Ces faits confirment l'intime rapport qui existe entre les écrouelles et les dartres.

14° Chez les jeunes gens, les personnes fortes et bien constituées, le principe dartreux est plutôt intérieur et affecte moins gravement la peau qui est douée de beaucoup de force, de tonicité. Chez le vieillard, au contraire, où elle est radicalement affaiblie, elle s'imbibe comme une éponge de la matière dartreuse ; aussi, à cet âge, plus affectés extérieurement, ses organes intérieurs sont plus libres et moins imprégnés de ce vice destructeur. Après de graves maladies, la peau est toujours affaiblie, et des dartres qui n'étaient que peu étendues envahissent quelquefois toute l'économie.

15° Lorsqu'une dartre diminue dans un endroit, c'est pour augmenter dans un autre, ou attaquer d'autres parties, ou bien se porter à l'intérieur et donner lieu quelquefois tout d'un coup, et d'autres fois lentement, à des désordres très graves ; que de personnes n'ai-je pas vues qui maigrissaient de jour en jour, dévorées par ce principe acrimonieux, principe qui était rentré, ou qui leur avait été communiqué, à leur insu, par la cohabitation avec une personne affectée de dartres ou d'écrouelles ?

16° Les dartres disparaissent quelquefois subitement et d'elles-mêmes, ou par un mauvais traitement ; dès-lors à quels dangers n'est-on pas exposé ? Un rhume, une fluxion de poitrine, un crachement de sang, une gastrite, des maux de gorge, des migraines, des maladies des yeux et des oreilles, des palpitations et des anévrismes du cœur en sont le résultat. On appelle un médecin peu habitué à l'étude des affections de la peau, on ne lui avoue pas qu'on a eu des dartres, la cause du mal dans le plus grand des cas reste ignorée, les moyens ordinaires échouent, et le malade meurt d'une dartre rentrée.

17° Les causes qui développent les dartres sont nombreuses ; les plus fréquentes, sont les peines morales, l'abus des préparations mercurielles, une nourriture échauffante, la malpropreté, le trouble apporté à l'acte de la transpiration, la suppression des règles, la disparition des hémorroïdes, le desséchement de certains ulcères, d'un vésicatoire ou d'un cautère, l'âge critique, un lait répandu. A ces causes, il faut encore joindre les suivantes : les fatigues, les veilles, les travaux sédentaires, des causes mécaniques, telles que des coups mettant en jeu une acrimonie existant déjà dans l'économie. Enfin, le principe *galeux*, *scrophuleux*, *scorbutique* et *vénérien* deviennent très fréquemment la source des affections dartreuses qui souillent la peau humaine.

18° Il n'en est pas des affections dartreuses comme des autres maladies qui se guérissent souvent par les efforts salutaires de la nature : Ainsi, qu'une tache d'huile, les dartres ne font que s'accroître en étendue, et si quelquefois elles semblent disparaître, c'est qu'elles rentrent pour jeter de profondes racines dans toute l'économie.

Traitement des dartres.

19° Le malade prendra la poudre végétale à la dose indiquée page 37. Toutes les parties affectées de dartres seront frictionnées avec la *pommade anti-dartreuse résolutive.* Lorsque l'affection est grave, la friction doit être faite matin et soir; si elle est légère, une fois par jour seulement suffit. *Voyez* page 44, la manière d'user de la pommade; elle fait cesser très promptement les démangeaisons qui tourmentent les malades. Sous son influence, la peau se nétoie, se fortifie et se rapproche graduellement de son aspect naturel. Comme c'est quelquefois vers le milieu de la nuit qu'un accès de démangeaisons se manifeste, le malade pourra immédiatement se soulager en faisant une friction qui ramènera promptement le calme et le sommeil. Lorsque la dartre est à la tête et qu'elle est grave, il faut raser les cheveux, ou du moins les faire tailler fort courts, afin de mieux favoriser l'action de la pommade; il sera nécessaire de laver et de brosser fortement la tête tous les 7 à 8 jours, avec de l'eau savonneuse chaude.

Nota. Toutes les parties affectées de dartres seront frictionnées avec la *pommade anti-dartreuse.* Mais si la dartre était rouge, douloureuse, il serait bon, avant d'en venir à la pommade, d'appliquer à nu, sur les parties malades, des cataplasmes de mie de pain et d'eau, et si l'inflammation persistait, il deviendrait nécessaire d'appliquer quelques sangsues sur la partie ou pratiquer une saignée, si le malade était sanguin. Ces cas assez rares doivent faire l'objet d'une consultation particulière.

20° Le malade se purgera deux fois par mois, si l'affection est légère, et trois fois par mois, si elle est grave. *Voyez* page 40, la manière d'user des pilules purgatives. Il est bien entendu, que si le malade était sujet à une irritation de l'estomac ou des intestins, il devrait être très modéré sur l'emploi du purgatif, et même s'en abstenir entièrement.

21° L'usage des bains chauds est nécessaire; ils aident beaucoup à la guérison des dartres par le calme qu'ils apportent à la peau. Les personnes qui ont l'habitude des bains froids, pourront en prendre pendant la belle saison. Si la dartre est étendue, deux bains par semaine sont nécessaires; si elle est légère un seul suffit.

22° Le régime à suivre est celui que j'ai tracé page 48 de ce Mémoire. J'ajouterai seulement que les personnes affectées de dartres se priveront des coquillages, de viande de porc, et ne mangeront que rarement du poisson; elles ne prendront absolument rien de trop salé ou épicé; elles s'abstiendront de liqueurs, d'eau-de-vie, et ne boiront jamais que le vin bien trempé.

Leurs alimens seront adoucissans et rafraîchissans, tels que les plantes potagères douces, les viandes blanches, le lait, le riz, les œufs, les fruits mûrs, etc.

CONCLUSION.

De de tout ce qui a été dit, il nous est permis de conclure : 1° que les préparations mercurielles sont souvent inefficaces, qu'elles aggravent quelquefois les maladies vénériennes, et qu'en outre, elles portent une funeste influence sur toute l'organisation qu'elles détériorent profondément ;

2° Que les sirops anti-syphilitiques qui, tous *sans exception*, contiennent du *mercure*, sont non seulement inefficaces, mais encore dangereux, et que les divers robs, vins, essences, tous médicamens prétendus dépuratifs, et autres préparations décorées du nom de Brésilienne, Américaine, Napolitaine, son des moyens insuffisans, répercussifs, qui peuvent compromettre l'existence des malades qui ont la bonne foi de penser qu'on peut, à l'aide de ces dangereux médicamens, se guérir d'une maladie qui malheureusement disparaît, et porte tôt ou tard ses ravages sur des organes essentiels à l'existence;

3° Que la poudre végétale dépurative rafraîchissante, qui est un heureux mélange de substances sudorifiques, dépuratives, adoucissantes et diurétiques, préparées et réduites en poudre, est un moyen qui, tout en adoucissant l'estomac et les intestins, favorise la transpiration insensible, facilite l'écoulement des urines et expulse ainsi jusqu'à la dernière parcelle du principe vénérien;

4° Il nous est permis de conclure que cette poudre végétale est susceptible de guérir les affections vénériennes récentes, ou quelque invétérées qu'elles soient, et de chasser au dehors le mercure qui est chez quelques individus la source des plus graves accidens;

5° Qu'elle s'applique avec un égal succès au traitement des dartres et de toutes les maladies acrimonieuses du sang, et qu'elle convient à tous les âges, à tous les sexes, à toutes les constitutions, à tous les tempéramens;

6° Qu'elle est d'un goût agréable, que son usage ne nuit en aucune manière aux occupations habituelles, qu'au contraire l'exercice favorise son effet, et, qu'attendu qu'elle est d'un emploi facile, puisqu'il suffit de la délayer dans de l'eau pure, les voyageurs peuvent en retirer le plus grand avantage;

7° Qu'elle peut s'administrer dans le plus grand secret, chose très essentielle, puisque de lui dépendent souvent le bonheur et la tranquillité des familles;

8° Que cette poudre végétale est inaltérable, et qu'elle peut se conserver grand nombre d'années quel que soit le climat où elle soit transportée, pourvu qu'elle soit toujours tenue dans un endroit très sec;

9° Nous concluons enfin que les moyens accessoires, dont nous avons parlé pour combattre les symptômes extérieurs de la maladie vénérienne, concourent avec efficacité à sa guérison radicale.

Tels sont les avantages de la méthode végétale, dépurative et rafraîchissante, fondée sur des milliers d'observations, et dont l'efficacité est constatée par les nombreuses expériences qui ont été faites en Angleterre, en Portugal, en Bavière, en

Suède, en Allemagne, dans l'Amérique septen-
trionale, dans le pays de Hambourg, dans les hôpitaux de Metz, de Strasbourg, ainsi qu'à l'hôpital du Val-de-Grâce de Paris.

Le traitement sans mercure a obtenu les suf-
frages d'hommes éclairés; et si le rapport qui est
en tête de cet écrit, n'était à mes yeux la preuve la
plus éclatante de la supériorité de ma méthode,
je me prévaudrais de l'autorité du professeur
Chaussier, dont la science et l'humanité déplorent
la perte. Quand cet homme célèbre avait donné son
approbation à la méthode que je préconise, m'é-
tait-il permis de désirer un témoignage plus flat-
teur !

Je puis donc espérer que ma méthode sera bientôt et généralement adoptée non-seulement par les
individus affectés de syphilis, mais encore par tous
les médecins instruits, qui, dégagés d'une aveugle
routine, marchent avec leur siècle et s'éclairent
du flambeau de l'expérience.

FIN.

TABLE

DES MATIÈRES.

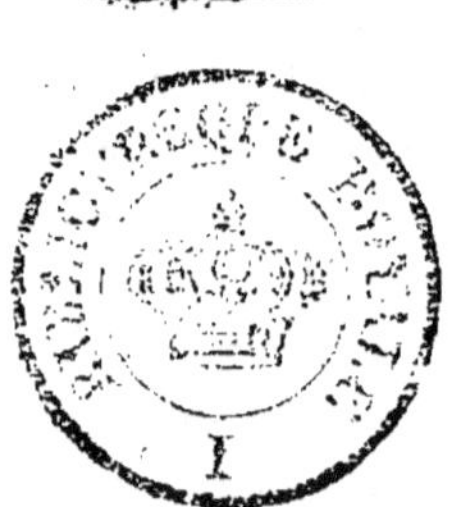